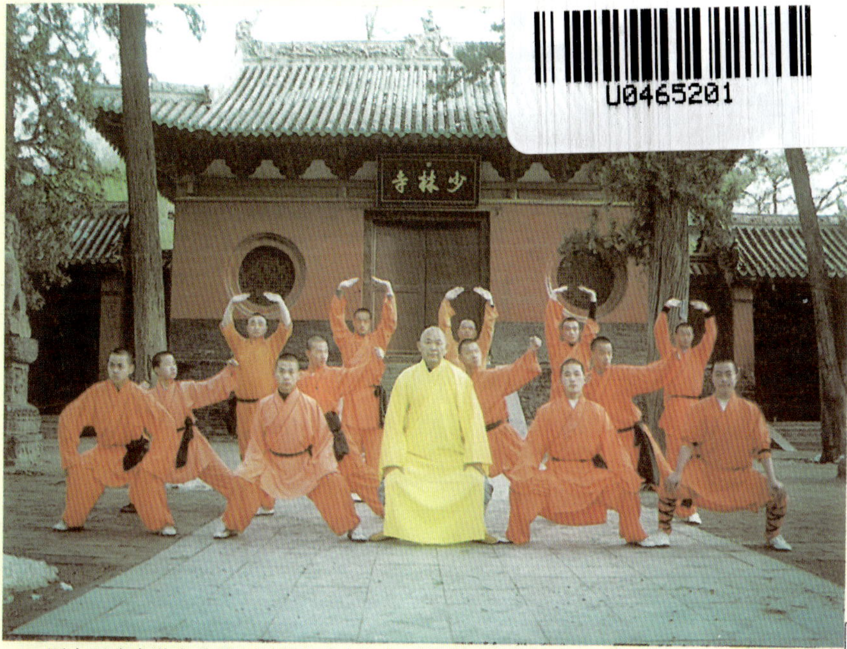

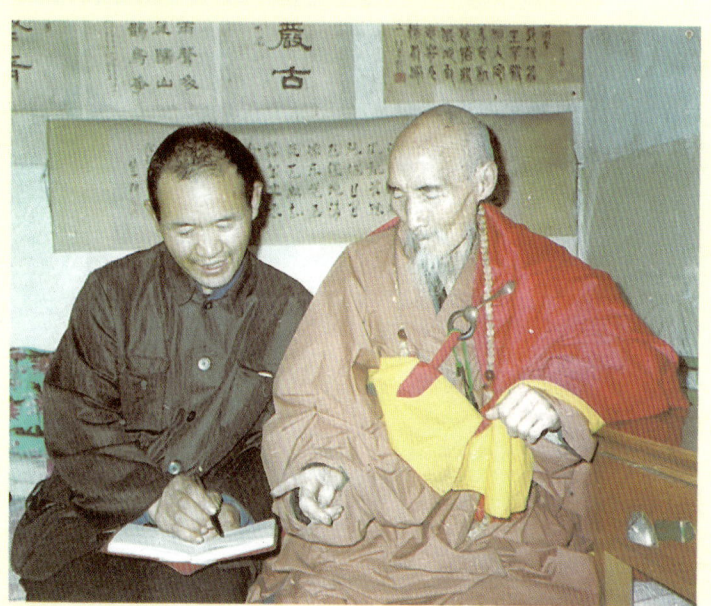

原中国武术学会委员、河南省武术协会副主席释德虔（中）同弟子们一起在山门前演练少林易筋经气功。

少林寺第二十九代名誉方丈、著名僧医德禅大和尚（右）向师弟德虔（左）传授少林寺医学骨伤科和武术气功秘技。

德虔大师（左）于1989年12月上旬访问新加坡时用气功为印度尼西亚老人医治上臂神经痛。

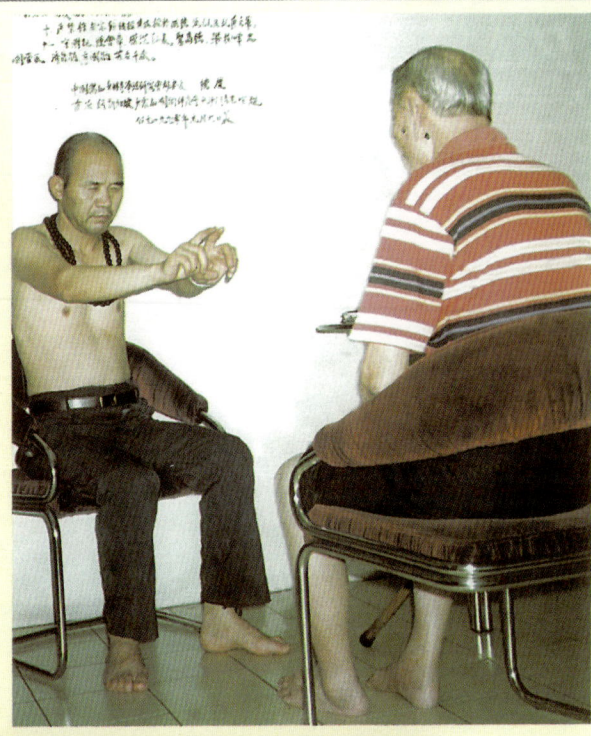

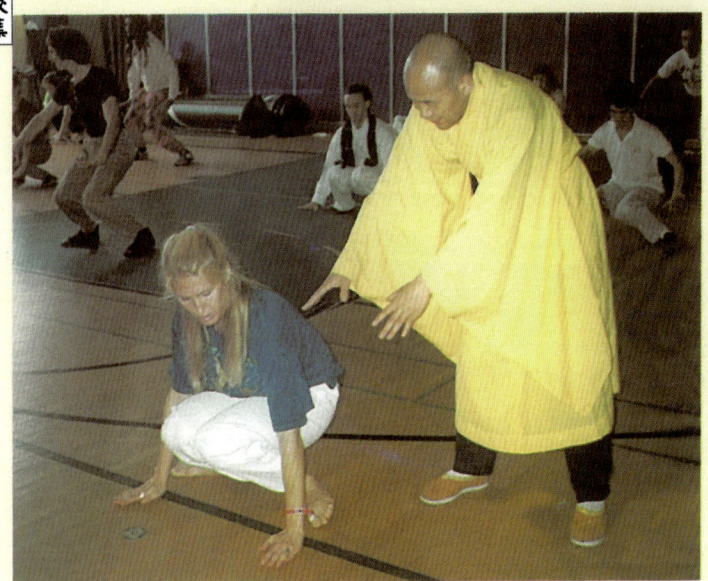

德虔大师（右）于1992年6月访问美国时，在旧金山市指导美国纽约大学生演练易筋经气功。

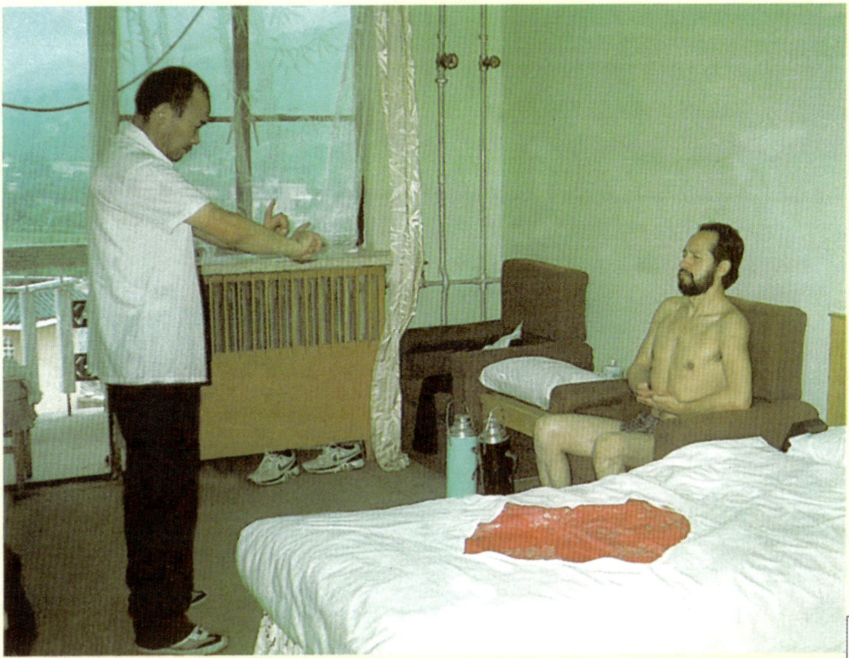

德虔大师（左）于1993年3月用气功为英国卡拉希教授（右）医治胃病。

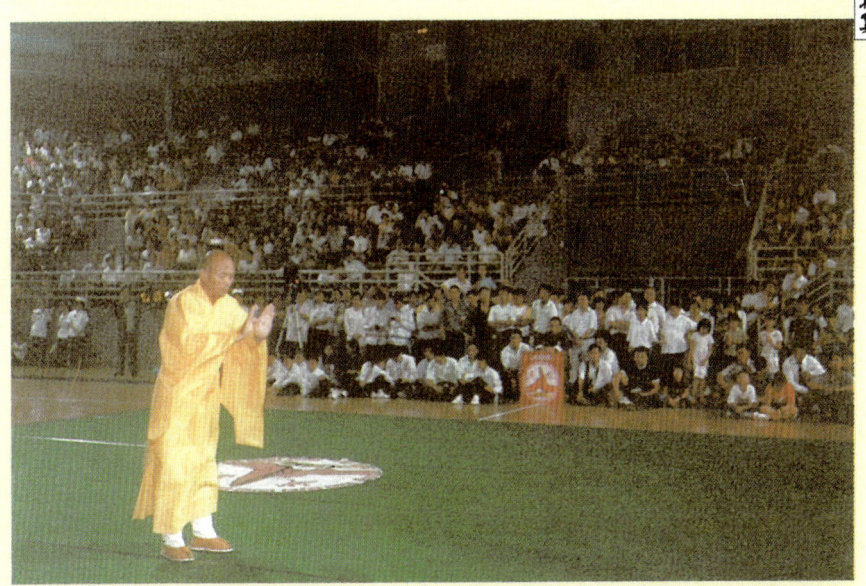

1997年7月中旬，德虔大师（左）在新西兰奥克兰市中心体育馆为五千观众表演少林易筋经。

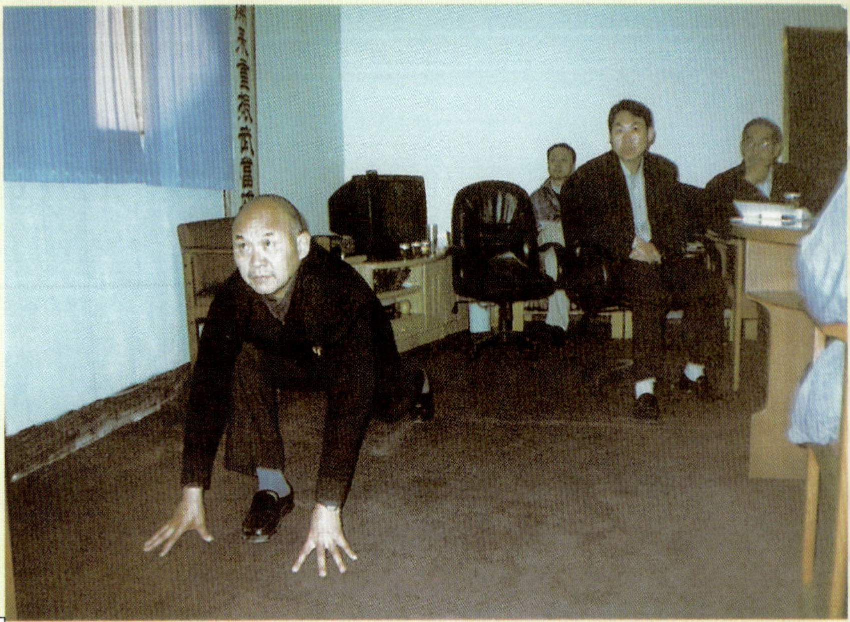

2002年4月，德虔大师（左）出席了国家体育总局健身气功管理中心在武汉召开的全国首届易筋经观摩交流大会，并且作了精彩表演

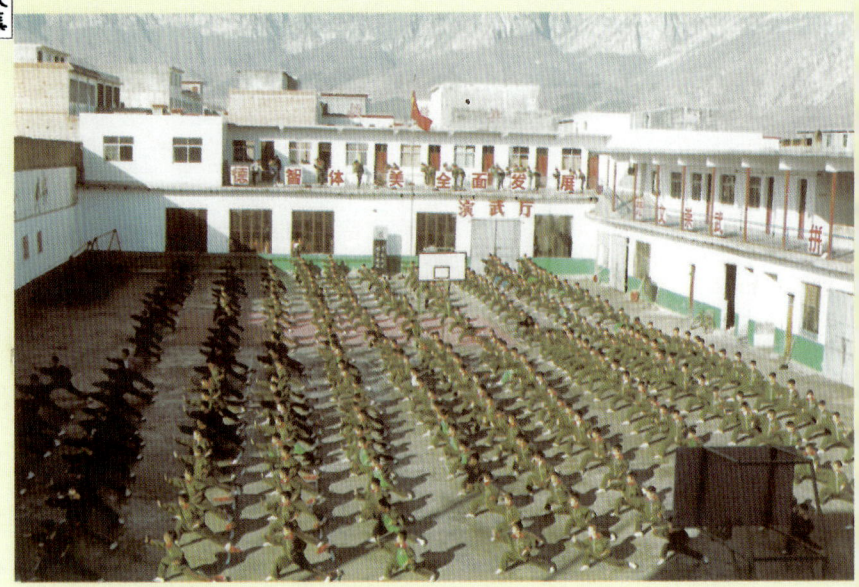

中国少林寺国际武术学院国内外学生800人在演练少林达摩易筋经气功。

少林气功秘集

释德虔
徐勤燕 编著

人民体育出版社

图书在版编目（CIP）数据

少林气功秘集 / 释德虔, 徐勤燕编著. -- 北京：
人民体育出版社, 2003（2024.7重印）
ISBN 978-7-5009-2401-2

Ⅰ.①少… Ⅱ.①释…②徐… Ⅲ.①气功—中国
Ⅳ.①R214

中国版本图书馆CIP数据核字(2003)第001515号

*

人民体育出版社出版发行
三河兴达印务有限公司印刷
新 华 书 店 经 销

*

850×1168 32开本 6.5印张 150千字
2003年9月第1版 2024年7月第16次印刷
印数：60,721—62,220册

*

ISBN 978-7-5009-2401-2
定价：25.00元

社址：北京市东城区体育馆路8号（天坛公园东门）
电话：67151482（发行部） 邮编：100061
传真：67151483 邮购：67118491
网址：http://www.psphpress.com
（购买本社图书，如遇有缺损页可与邮购部联系）

序 言

少林健身气功是少林寺众僧在学习、继承和发扬中国气功的基础上发展起来的具有特殊的健身价值和防卫功能的气功。

少林气功，源远流长，约起源于北魏太和年间，距今有一千五百多年的历史。公元496年，少林寺的开创者跋陀的门徒稠禅师就能够踏墙横行四次，还能持丈解虎等等，可见稠禅师身藏很高的气功卓技，可列为少林寺最早的一位气功武术大师。又如唐代的子升和尚（567~666）擅长铁沙掌气功；宋朝的灵丘和尚（？~977）擅长二指禅气功；元代的惠炬和尚（？~1340）擅长铁扫帚气功；明代的惠庄和尚（1331~1390）擅长内气功；可静禅7日，不进水米，练功后还能上山砍柴。清代的同序和尚擅长练铁布衫气功；民国年间的贞俊和尚擅长轻气功，在圆寂前半个月，还在寺内方丈室前成功演练了纵身上房术，飞上了方丈室房顶；还有近代的贞绪和尚擅长硬气功（金刚脚功），能把二百多斤的大铁钟鼻一脚踢到两丈远之外。更有今日，弟子行燎和行国等擅练二指禅硬气功，伸出中、食二指，可以把石板捣碎，或击砖两半。可见自古到今，少林寺众僧都擅练气功，而且有很高的造诣。特别是已故方丈德禅大和尚，一生擅练健身气功之易筋经、八段锦、风摆柳、信游功等，才使他身轻健壮，年过八旬还精神饱满，记忆力强，肾壮齿满，眼不花，耳不聋，声音洪亮，走路飞快，就是青年小伙子都难以追上他。这些都充分证实了少林气功在健身、防卫方面的特殊功能。

　　本书根据永祥和尚在石友三火烧少林寺前复抄的有关气功秘本和德禅方丈的秘授选编而成，大部分内容是首次公布于世。本书主要介绍少林健身气功，包括少林内气功、禅气功、硬气功、轻气功，特别对少林易筋经、八段锦、风摆柳、信游功、柔功、太和气功等民间广为流行且颇有养生长寿价值的健身气功套路作了详细说明。为有助于读者练功和健身，还首次公开了部分练气功秘方。

　　气功是我国各族劳动人民数千年来在生产、生活中通过艰苦奋斗逐渐发展起来的民间传统文化结晶，应该广泛宣传，全面推广，继承发扬，使气功这一文化瑰宝能为增进我国广大人民及人类的体质健康和推动生产力的发展发挥有益的作用。

　　本书原存资料因受历史条件的限制，不一定完全适于今日之用，故仅供参考。期望读者以科学的态度，弃去糟粕，吸取精华，并在实践中验证它的真正价值和功能。由于本人文化程度有限，再加时间短促，书中错误难免，敬请诸位气功老师和读者批评指正。

释德虔

2002年10月于少林寺

目 录

第一章 少林气功概述 … 1

第一节 少林气功源流 … 1
第二节 少林气功特点 … 2
第三节 少林气功运气宗法 … 3
 一、基本法则 … 3
 二、运气方法 … 5
 三、练气要领 … 8
 四、偏差与纠正 … 10
 五、气功原理探讨 … 11

第二章 少林内气功 … 19

第一节 少林静禅功 … 19
第二节 少林静功十段 … 23
第三节 少林气功古验秘抄 … 25
 一、纳气分路法 … 25
 二、呼吸动静法 … 25
 三、内壮论 … 26
 四、凝神气穴 … 27
 五、下部行功论 … 28

六、气功阐微 ………………………………………… 28
　　第四节　内气功新论 ………………………………… 33

第三章　少林太和气功 …………………………………… 35
　　第一节　仰卧十八法 ………………………………… 36
　　第二节　禅坐十八法 ………………………………… 44
　　第三节　高禅坐功十八法 …………………………… 50
　　第四节　站转禅功十九法 …………………………… 56

第四章　少林达摩易筋经功法十二式 …………………… 63
　　一、韦驮献杵第一式 ………………………………… 63
　　二、韦驮献杵第二式 ………………………………… 64
　　三、韦驮献杵第三式 ………………………………… 65
　　四、接星换斗式 ……………………………………… 65
　　五、倒拽九牛尾式 …………………………………… 67
　　六、击爪亮翅式 ……………………………………… 69
　　七、九鬼拨马刀式 …………………………………… 70
　　八、三盘落地式 ……………………………………… 72
　　九、青龙探爪式 ……………………………………… 74
　　十、卧虎扑食式 ……………………………………… 76
　　十一、打躬式 ………………………………………… 79
　　十二、调尾式 ………………………………………… 81

第五章　少林柔功三十一式 ……………………………… 85
　　一、平和架骑马式 …………………………………… 85
　　二、平和架望月式 …………………………………… 86
　　三、平和架舒气式 …………………………………… 86

四、武功头初式 …………………………… 87
五、武功头二式 …………………………… 87
六、武功头三式 …………………………… 88
七、巡手式 ………………………………… 88
八、玉带式 ………………………………… 89
九、垂腰式 ………………………………… 89
十、提袍式 ………………………………… 89
十一、幞面式 ……………………………… 90
十二、搔面式 ……………………………… 90
十三、朝笏式 ……………………………… 90
十四、偏提式 ……………………………… 91
十五、正提式 ……………………………… 91
十六、薛公站式 …………………………… 92
十七、列肘式 ……………………………… 94
十八、伏膝式 ……………………………… 95
十九、站消式窝裹炮 ……………………… 95
二十、站消式冲天炮 ……………………… 96
二十一、站消式穿心炮 …………………… 96
二十二、打谷袋式冲天炮 ………………… 96
二十三、打谷袋式穿心炮 ………………… 97
二十四、打谷袋式雕手 …………………… 97
二十五、打谷袋式小冲天炮 ……………… 97
二十六、打谷袋式扛鼎 …………………… 98
二十七、打谷袋式盘肘 …………………… 98
二十八、打谷袋式雕式 …………………… 98
二十九、打谷袋式伏膝式（之一） ……… 99
三十、打谷袋式伏膝式（之二） ………… 99

三十一、海底捞月式 …………………………………… 100

第六章　少林传统健身气功套路 …………………………… 101

第一节　少林八段锦 …………………………………… 101
第二节　少林信游功 …………………………………… 107
第三节　少林风摆柳功 ………………………………… 116
第四节　少林童子功 …………………………………… 123

第七章　少林轻气功 ………………………………………… 129

第一节　少林飞毛腿功 ………………………………… 129
第二节　少林跳砂坑功 ………………………………… 130
第三节　少林流星步功 ………………………………… 131
第四节　少林二指禅功 ………………………………… 132

第八章　少林硬气功 ………………………………………… 139

第一节　掌切砖功 ……………………………………… 139
第二节　拳开石功 ……………………………………… 141
第三节　铁头功 ………………………………………… 142
第四节　铁臂功 ………………………………………… 144
第五节　铁扫帚功 ……………………………………… 146
第六节　金刚脚功 ……………………………………… 151
第七节　铜砂掌功 ……………………………………… 152
第八节　铁布衫功 ……………………………………… 156
第九节　一指金刚功 …………………………………… 160
第十节　一指禅功 ……………………………………… 163
第十一节　铁砂掌功 …………………………………… 164

第九章 少林寺练气功秘方 …… 167

第一节 练气功综合药方 …… 167
一、安神理气补脑方 …… 167
二、调和气机方 …… 168
三、练气功通用方 …… 168
四、练功舒筋方 …… 168
五、练气助功酒 …… 169
六、练功畅通气血散 …… 169
七、少林运气丹 …… 170
八、收功敛益散 …… 170

第二节 各种功法秘方 …… 170
一、洗臂秘方 …… 170
二、排打功内壮方 …… 171
三、铁扫帚秘方 …… 171
四、少林洗足汤 …… 171
五、腿踢功药方 …… 172
六、铜砂掌练功浴洗秘方 …… 172
七、练功洗手指脚趾药方 …… 173
八、练功洗指秘方 …… 173
九、练铁布衫功洗浴方 …… 173
十、健壮全身筋骨消疾方 …… 174
十一、上罐功洗手方 …… 174
十二、少林洗大臂汤方 …… 174
十三、少林洗小臂汤方 …… 175
十四、练功内壮方 …… 175
十五、功前浴洗全身方 …… 175

十六、练一指金刚妙方…………………… 176

十七、拔钉功洗指方……………………… 176

十八、少林桩功秘方……………………… 176

十九、金钟罩功浴洗秘方………………… 177

二十、练铁牛功药方……………………… 177

二十一、练功洗手秘方…………………… 177

二十二、练气综合浴洗全身秘方………… 178

二十三、练掌切砖功洗方………………… 178

二十四、练金龙手功洗方………………… 178

二十五、练推山功洗手药方……………… 179

二十六、练腿功洗药方…………………… 179

二十七、练鹰爪功洗手秘方……………… 179

二十八、练掌功洗手秘方………………… 180

二十九、练金砂掌洗手方………………… 180

三十、练铁砂掌洗手秘方………………… 181

三十一、练飞行功秘方…………………… 181

三十二、练四肢功秘方…………………… 182

三十三、练五毒追风掌洗手方…………… 182

三十四、练一线穿功洗腿方……………… 183

三十五、练足穿纵术洗腿方……………… 183

三十六、练金铲指洗方…………………… 183

三十七、练拈花功洗手方………………… 184

三十八、练螳螂爪功洗手方……………… 184

三十九、练跑板功洗腿秘方……………… 184

四十、练闪战术洗方……………………… 185

四十一、练金刀换掌功洗方……………… 185

四十二、练轻身术洗方…………………… 185

四十三、练铁膝功洗方……………………………186

四十四、练陆地飞行术秘方………………………186

四十五、练内气功壮身丸方………………………187

四十六、游水内壮丸方……………………………187

四十七、练点石功洗手方…………………………187

四十八、练琵琶功洗手方…………………………188

四十九、练柔骨功秘方……………………………188

五十、练游墙术秘方………………………………188

五十一、练布袋功秘方……………………………189

五十二、练蛤蟆功秘方……………………………189

五十三、练千层纸功洗手方………………………189

五十四、练弹子拳洗手方…………………………190

五十五、练锁指功洗手方…………………………190

五十六、练掌功内壮秘方…………………………190

五十七、练功秘方…………………………………191

第一章

少林气功概述

第一节 少林气功源流

北魏孝昌三年（公元527年），印度僧菩提达摩来到嵩山，在五乳峰下的浊洞里面壁九年，出山后授禅法于少林寺，使禅宗渐得盛行，少林寺从此成了闻名中外的武术圣地。

至唐，因少林寺僧扶唐有功，太宗皇帝准其备养僧兵，从此少林武功得到发展。由于历代少林寺僧人习武练功之风不绝，使少林武术中内含的气功不断发展，并出现过众多身怀绝技的气功大师。如：宋瑞宗年间的首座僧洪温大和尚，精于硬气功和桩功，年过八旬尚能头顶百斤，双膝架人；元代的惠矩和尚、明代的行可和尚皆善轻功，可跨涧越崖，隔墙熄烛，丈外制人；清康熙年间的武尼清玉有蹬萍渡水之功；近代的恒林和尚能拳击石碎。再如当今德禅法师的外功"风摆柳"，素云和尚的内功"双盘膝"，德虔弟子行燎之铁沙掌、行俊之银枪刺喉和五朵金花等都驰名世界，还有李保国的二指开石、掌粉砖等等，不胜枚举。

少林寺僧在练功的同时，还对少林气功进行了搜集和整理，作了大量编撰工作。如宋代福居和尚所编《少林拳谱》，明代行洪和尚所编《少林气功集录》等典籍，汇集各路少林气功，为后人留下了宝贵的少林武术资料。

在漫长的历史长河中，少林气功在少林寺院及民间不断地丰富和发展着。只是到了清末，由于国势衰败，再加战祸、饥荒不断，少林寺的命运也和整个国家的命运一样悲惨。特别是民国十七年（公元1928年），军阀石友三火焚少林寺，大火蔓延40余天，不仅烧了寺院主要殿堂，而且历代珍藏和传抄的少林拳谱和气功资料，皆化为灰烬。寺僧四散，衣食无着，哪里还谈得上习武练功呢？

解放后，人民政府十分关怀少林寺的复修和少林武术的发展，先后拨款数千万元，用于修复寺院，寺僧们也陆续归院，重登练武台，使少林武术气功得以恢复。国家投资新建的"少林武术馆"将再汇集全国武术气功高手，培养出更多的气功新秀。盛世之年，少林气功必定会大放异彩。

目前，国内外气功爱好者积极学练少林八段锦和易筋经，尤其对易筋经功法更为敬崇。据不完全统计，目前演练少林易筋经的已有47个国家和地区，总人数已超过5000万。特别是2001年3月，在香港成立了国际少林易筋经学会，并且举行了首届国际少林易筋经观摩交流大会，来自16个国家和地区的17个代表队共360名运动员参加了传统武术和少林易筋经观摩交流大赛。从此，中国少林武术中少林易筋经这一瑰宝，将更加鲜艳地在全世界开放，为促进中外友谊和增进人类体质健康作出杰出的贡献。

第二节　少林气功特点

少林气功是我国最早的气功流派之一，在练法、内容、风格、功法形态和用途方面，有以下几方面的特点：

一是静纯恒稳。主要指内功的坐禅法，即按禅法坐定后，脑与心、眼与耳都进入虚无状态。雷声震天，刀逼头腹，不仅声色不动，而且禅位形体和大脑都丝毫不惊，纯静如水。

二是静中求动。指少林内功中的行功法。如伸拳丈外熄灯、弹指发气触人面部虫行及可以治病等，都是静中求动之法。

三是缓运急发。指外气功的轻功和硬功。取式入位后，缓缓运气三循（也叫周天），然后对准把位或目标，急速发气进劲，达到静而霎动之效果。气由丹田来，气从丹田发。特别注意以意领气，气与力合，以气壮力，以力制人。

四是内容丰富，练法较多。少林气功无论年老年少，体强体弱，或男或女，均可酌情选择项目学练，达到健身、祛病和防卫之目的。

五是用法别奇，进劲迅疾。主要指外气功。要学沉疾进骤，反复丹田，即是"气沉丹田，刹那间，发气进劲一眨眼"。无论是轻功的腾飞，还是硬功的粉砖，均如此迅疾。

第三节 少林气功运气宗法

一、基本法则

歌诀：

少室长灯明四季，禅影伴灯靠真气。
水谷只能润肌肤，惟有宗气维身力。

气功练成三妙旨，一静二松三匀细。
静皆心空无尘染，万物如石沉海底。
松皆放肌如流沙，血随气运缓缓下。
呼吸深长细而匀，长短相等毫不差。

少林气功修炼的基本法则有四，即静、松、匀细、恒。

（一）练静

练静，即练气功时，思想要完全集中。有歌诀曰："莫看面前仙女行，莫思门外玩活龙，莫惧金刀取首级，仿似独君深山行。"具体说来，就是练功时要思想集中，排除一切杂念，其法是意守丹田。因丹田是男子之精室，女子之胞宫宅室，也是气海（即气之腑）的聚地，"丹田即气海。能消吞百疾"。所以意守丹田是练气功的首要原则。拳谱云："舌抵上腭摄真气，气注丹田成神威。"练气功时，一是意守丹田，二是舌抵上腭，摄气归意，意从脑施。这样才不至于使人身的宗气、卫气、元气之流散。内经云："气为血之帅，血为气之母。"气顺血畅，血盛气壮，气壮力雄。总之，血为气壮力，气为血导航，对气功来说，尤其如此。摄气即聚气，发气即发劲，气到力到，气乃精也，气乃力也。

上述练气功的方法，对初学者来说，易做难练，主要是刚开始练时，思想难以集中。少林老前辈们为我们提供了一些求静的方法，如"暗算"，即不发声地数数；或以呼吸计数，即把一呼一吸定为一息，数息数。这样久而久之，思想就集中了。"静从思纯来"，思想集中，心思皆安静。

（二）练松

练松，即全身的肌肉要放松。拳谱云："松者气宜达，气足再摄存。"在习武交手中，为了对付对方的各种攻势，随时采用不同方法还击，一拳一足，皆需调气（即换气）。从上到下，或从下到上，从左到右，或从右到左，这些过渡皆需调气。调气前必先检气，不松者难移，松者才透气、才顺气。这是"松"在气功中的作用。

（三）练匀细

练匀细，即练气功时，要使呼吸粗细均匀，长短相宜，呼则呼尽，吸则吸满，切忌长吸短呼，或长呼短吸。

（四）练恒

练恒，即要早、午、晚一日三练。拳谱云："晨练泄废纳新气，午练顺逆精气蓄，夜深旋气发精锐，弹指穿木如插席。"

①早练：人体经过一夜平卧，体内的废气必然聚积。而早晨练气功，一可舒展筋骨，泄尽废气；二可纳入新气，整脏振神。

②午练：人体经过半天的活动，易致气逆、失静，失静而无力。午练可调气归穴，导静倡顺。但午练时间不宜过长，一般 10～15 分钟即可。

③披星练：也叫夜深练。夜半更深，万籁俱寂，宜使思纯心专，气易领发。

二、运气方法

运气也叫用气。运气的过程是先换气，然后以意领气，下沉丹田（即全身之气汇聚丹田），最后发气（即发力），内功以意领气，外功以意进气。气与力的融合即为气功。

运气歌诀：
　　　　四更黎明速起身，面向东南吸气深。
　　　　三呼三吸泄废气，吐故纳新舒肺门。
　　　　呼则足跟往上提，展臂抡手向前伸。
　　　　吸则扩胸展双肺，足跟落地臂侧分。
　　　　呼气前探吸后仰，骨节筋外展绷紧。
　　　　动则舌顶上腭处，全身宗气聚阀门。
　　　　运气上达昆仑峰，缓缓下注达脚心。
　　　　起落开合贯一气，上下左右紧附身。
　　　　气出丹田达指尖，气回肺脐手足紧。
　　　　手滚而出意气摧，身滚而动摄气存。
　　　　少林气功妙在练，久练功深推山滚。

每日清晨，面向太阳，吸气三口，然后运气。上运达昆仑，下运至脚心。手之出入，足之进退，身之左旋右转，起落开合，练成一气。

（一）换气

换气也叫吐故纳新，是练习气功的准备动作。每日早晨约5点钟起床，到空气新鲜的地方，面向东南，挺直而站，脚立成八字形。先活动头颈，然后再活动四肢、腰等部位片刻。两手由胸前分开，由下向外、向上、向前划弧，同时开始吸气。当两手平肩时，两肘向后张，使胸部扩张。当两臂向上越头伸直时，脚跟离地上提，用力吸一口气。然后两手由头上缓缓向前、向下，上身慢慢前俯，同时用力呼气。当两手下落过膝时，两掌五指环扣交叉，尽量下按，使两掌心着地，两膝绷直，用力呼一口气。然后两手松开，慢慢向上划弧，开始吸气，上身慢慢直起。就这样起身吸气，俯身呼气，一呼一吸，反复进行5~7次。

无论练内功、外功，都必须先学练换气。这个动作虽然简单易学，但在气功中却是很重要的一环。换气，不仅是气功的基础功，而且也是永恒功，要每天坚持不懈。

(二) 气沉丹田

气沉丹田，首先是明确丹田的部位。对此，寺院众僧说法有别。东院气功大师淳济认为丹田在脐下一寸五分；南院气功大师贞绪认为丹田在脐下三寸；少林寺方丈德禅法师认为丹田的部位是指脐至脐下三寸的一片；首座僧素喜武师也认为丹田是脐至关元穴（脐下三寸正中）的一片。

拳谱曰：

丹田位脐下，三寸正中间。
换气五七循，意守在丹田。
调息聚关元，劲源在丹田。
意领发四梢，瘦汉担泰山。
四两拨千斤，丹田是力源。

以意领气，使气入下腹正中为"气沉丹田"。每天早上换气后，或挺身站立，或站弓步桩、马步桩，开始以意领气，每时每刻都以意调息，意守丹田。

丹田之法，为气功之母法。丹田之气，为虎力之源。在练此法时切记要有耐心，恒者必成。

(三) 气发丹田

气发丹田即以意领气，使气沉丹田，渐而聚之丹田，然后任意发至所达部位。少林寺已故气功大师贞俊认为："丹田为气功之根，洪流之源。"意思是说，丹田是气功之本，是生泄元气之腑，贮劲之库，发劲之源。当全身之宗气、卫气、元气汇聚在丹田时，就可迸发出强大的力量。右动者，进劲即达左；左动者，进劲即达右；上动者，进劲即达上；下动者，进劲即向下；全身百节齐动者，进劲即疾注百节，势如山崩。

动与进要同时发动，周密配合，久练方见成效。开始先动手、动脚。练到数月后，再动腿、动肘、动膝。继而练身、练跃，然后再逐步练手功、足功、腿功等。

（四）意守丹田

意守丹田，即是用意静思丹田，默默地坚守。此法说起来比较抽象，特别是初学者更感玄妙，其实不然。常言说："有志者，事竟成。"只要循序渐进，持之以恒，一定能够收到满意的效果。

练意守丹田的时辰一般以早晨 6~7 时、上午 9~10 时、下午 2~3 时、晚 10~11 时为宜。初学者每次练 10~30 分钟，一年后每次练 30~60 分钟，早晨和晚上可适当延长时间。

三、练气要领

（一）内功

①因人制宜，选择合适的形式，先练气法，即以舌顶上腭，闭口，鼻施呼吸，意守丹田。

②以静为纲，始终如一，或坐或站，肢体必须保持自然，肌肉放松。

③以意领气，思则气到，意不可乱，气不可逆。

④有始有终，不可敷衍，更不可半途而废。

(二) 外功

①每日清晨起床后先拔筋运气,三呼三吸,泄废气,纳新气,即吐故纳新。

②先静而后运气,气沉丹田,疾收疾发。

③气与力合,脑与心合,心与意合,以意领气。又必须以目视其标而及于脑,由脑施策,以意领气,以气壮力,以力动气,以气发劲。

④练内功,必须由浅入深,由简到繁,由易到难,循序渐进,不能急于求成。

⑤练外功,必须坚守"苦与恒"的妙诀。凡属少林功夫,无苦不成才,无恒不成功。若无恒心而中途停练,会使功夫半途而废。

⑥练者必得其法。仅靠苦与恒,而不得其法,也难成才。要练成真功,必须拜良师指教,刻苦练功,虚心学习诸家之长,补己之短,持之以恒。

(三) 注意事项

①每天早晨三呼三吸、吐故纳新时,必须选择空气新鲜的场所,免得吸入浊气,导致胸肺滞积,影响身心健康。

②过度饥饿或刚用过饭时,过量饮酒和情绪不舒畅时,不适宜练外功。

③练内功或外功,都必须循序渐进,切不可杂乱无章,求之过急,严防气循倒置,影响身心健康和练功效果。

④调整饮食规律,切忌暴食暴饮。加强营养,增强体质,有利于练功。

⑤高血压、严重心脏病等症患者及在热性病高热期、结核

病活动期、大病恢复期、妇女经期，禁练外功。

四、偏差与纠正

1. **气逆凝滞**　初练意守丹田，因方法不当或意乱失调，容易导致气逆凝滞，造成下腹部胀满，甚则串痛或全身不适。如有此症状，可采用按摩法或针刺法解除。如气凝下腹，产生下腹胀满或串痛时，可用中指按压气海穴（脐下正中一寸五分）或关元穴 5～7 次，并由上向下按摩 1～3 分钟，即可解除。用针刺上述穴位，亦可除患。

少林气功也同其他门派气功一样，如违背练功法则和注意事项，就将导致气血逆行和脏腑功能紊乱，即所谓"走火入魔"。为此，特将因违反练功原则而出现偏差的纠正办法，择要提供给初学者供参考。

2. **泰山压顶**　自觉气聚头顶，头部有明显的胀痛和重压之感。此偏差可通过改练其他功法，使全身或局部放松来予以纠正，也可根据自己的体质采用补泻法。用手指点按太阳、风池、合谷、涌泉等穴，每穴点按 30～50 次，片刻即可消疾。

3. **前额凝粘**　自觉气聚前额，有前额贴了一张膏药之感。此症状可通过改练"十段功"中的"韦驮捧杵"，使局部肌肉放松，予以解除。也可用手指点按上星、太阳、风府和昆仑等穴，施泻法来缓解、纠正。

4. **气困缠身**　自觉热气缠身，犹如火烧。此症状可通过改练"风摆柳"一式，或用手指点按百会、曲池、气海、三里等穴来解除。

5. **心慌意乱**　此偏差可通过改练"行功三十一式"中的一、二式，或用手指点按内关、神门、心俞和三里等穴来纠正。

6. 胸背寒热 自觉胸前和背部灼热燃烧或冰冷寒颤。如有此症要立即停练。胸背发冷者，可用温水浴洗；胸背发热者，可自用手指点按大椎、风池、曲池和三阴交等穴，即能解除。

7. 昏沉思睡 练坐功或卧功时，练功者会不知不觉地昏昏欲睡。此时气功师或教练员可用指点按练功者的人中、百会、合谷等穴，即可复苏。

8. 腿部麻木 可施补法，用手指点按阳陵泉、三里等穴予以解除。

9. 头紧舌强 自觉头紧如裹，舌强难言。此症可通过改练风摆柳、八段锦等柔功或用手指点按颊车、百会、合谷等穴来缓解。

10. 丹田鼓胀 自觉气聚脐下的丹田穴处，下腹鼓胀。此症可用手指点按天枢、气海、三里和涌泉等穴，片刻即可缓解。

11. 气机冲窜 自觉气机上冲，呼气时犹如气流从口喷出，吸气时好似一股气流直窜丹田，导致心慌不适。此症可通过改练其他功法或进行自然呼吸来纠正，也可用手指点按神门、气海、三里、涌泉等穴，即可引气归原。

12. 翻胃欲吐 自觉气逆上冲，胃脘翻腾，恶心欲吐。此症可通过改练卧禅功或用手指由上往下点按中脘、气海、三里等穴来缓解。

五、气功原理探讨

(一) 气的真义

人的一身，内有五脏六腑，外有五官四肢。五脏者：心、肝、脾、肺、肾。六腑者：胆、胃、大肠、小肠、三焦、膀胱。五官者：目为肝窍，鼻为肺窍，口为脾窍，舌为心窍，耳为肾窍。四肢皆以筋为联络，筋始于爪甲，聚于肘膝，裹结于头面。其动而活泼者为气，所以练筋必先练气。气行脉外，血行脉中，血状如水，百脉状如百川。血的循环，气的运行，均发于心。日夜十二时辰，周流十二经络，瞬息潮血来回，百脉震动。肝主筋而藏血，脏腑经络之血，皆由肝升运，练功习技者必当保护。

（二）养气与练气

1．养气 养气不离性，练气不离命，欲要养气保命，须使心意不动。心为君火，动为象火，心火不动，象火不生，气念自平。无念神自清，清者心意定。

歌诀：

一念动时皆是火，万缘寂静方生真。
常使气通关节敏，自然精满真神存。

2．练气 练气与养气，虽然同出一源，但有虚实动静、有形无形之别。养气之学以道为归，以集意为宗法；练气之学以运使为效，以吞吐为功，以柔而刚为主旨，以刚而柔为极致。其妙用则为时刚时柔、半刚半柔、刚柔相济、遇虚则实、遇实则虚、柔退刚进、左刚右柔、左柔右刚、互相交替、虚实兼用、刚柔相济，此乃练气之秘要矣。

古代哲学家老子练气以养性经验告诉后人曰：轩辕练神化气以乐为道，达摩参禅静坐生易筋、洗髓之法等，均为练气养性延寿之道。古今天下各朝大儒、金刚豪杰、名人志士无不练气养性及习此技者。尤其是儒、道、佛三教九流之中习气功者，其精者多，其技法百奇，各有所长，但都不出养性、延寿之范矣。

少林派练气功诸辈之师,都以运使为先,以长吞短吐为功,以川流不息为主旨,以气静虚为极致。前为食出入之道路,后为肾气升降之途径。以后天补先天之本,即周天之转轮。周天之学,初学时,要吞入清气,直入气海,由气海透过尾闾,旋于腰间,然后上升督脉而至丸宫,仍归鼻间。以舌接引肾气而下,则小腹充实,渐渐输入丹田。此为周天之要义。

(三)运气与用气

气,即呼吸。运气和用气,也就是调整呼吸。道家谓"导引吐纳";释家谓"练气行功";儒家谓"养浩然之气"。用气有口吞、鼻吞之别,拳谱上称为文火、武火。鼻吞为文,口吞为武。少林派主张以鼻吞气。

具体练法:每日清晨,面向太阳,站立桩步,目视垂帘,意守丹田,用鼻吸气。运气下行,下至脚心,上至头顶。手的出入,足的进退,身的旋转,起落开合,练成一体。习之纯熟,则三节明,四梢齐,五行闭,身法活,手足法之连。明眼位,分把头,视其远近,随其老嫩,彼来我来,彼去我去,接取呼吸,一动即是。但要注意,运气贵于缓,用气贵于急,送去必用呼,接来必用吸。身要滚而动,手要滚而出,拳打不见形,要在疾中疾,此中玄妙理,只在一呼吸。

歌诀一:

　　天地清淑气得来,何保元精花迎旭。
　　日日吸气归丹田,功纯日久妙自得。

歌诀二:

　　气出丹田手撩阴,气提手起紧附身。
　　至口翻手随气发,气回手握步即存。

（四）气与力

气走于经络筋脉，力出于血肉皮骨。外壮皮骨为形，内壮筋脉为象。气血功于内壮，血气功于外壮。只有明白气血二字，方能自知气力的由来，自然知用力行气之各异。概括一句话："气在先行，力在后随，丹田盛而气力足，此为不移之定理。"

歌诀：

　　练到骨节灵通处，周身龙虎任横行。
　　掌心力从掌心发，一指霹雳万人惊。

（五）血分与气分

人身左为血分，右为气分。血分属阴，气分属阳。血分走得慢，气分走得快，所以要先左后右，先运动血分的气脉，使其在时间和速度上与气分配合起来，以调整阴阳气血的平衡。

（六）气功的呼吸法

气功有六种呼吸方法，也就是气功由浅入深的六个阶段。

第一阶段为自然呼吸。吸气时嘴稍张开，上下牙齿微微相合，舌尖抵住上腭，随着用鼻吸气，腹部要凸起。呼气时，嘴要闭住，舌尖抵上腭，随着呼气，腹部要收缩。练习的时间，每天最少半小时。

以下各阶段都是每天半个小时，效果是力量增加，精神振作，肺活量加大。

第二阶段为阴阳循环（小周天）。什么叫阴阳循环呢？按气功的说法，人体的前面属阴，后面属阳，小周天就是指气在上身循环周转。阴阳循环的呼吸方法是吸气时腹部收缩，呼气时腹部凸起，所以又称反式呼吸。呼吸还是用鼻，而且用意念引导气循环于上体，即以意领气。呼气时要意识到气由头顶经胸部而下降到丹田，吸气时要注意到气由丹田经尾椎、脊椎而达头顶。吸气时要提肛。如果是站势，吸气时脚趾要抓地，这都是为了使气上提。练习的时间为 90 天。有治疗肺病、肠胃病、心脏病、气喘及高血压的功效。

第三阶段为阴阳循环（大周天）。大周天就是把气扩展到下身。因为有了前两个阶段的基础，把气已经练得深长了，所以气的循环可以扩展到全身。呼气用口，吸气用鼻。呼气时腹部凸起，吸气时腹部收缩。呼气时要意识到气由头顶经丹田下沉到涌泉（即脚心）。吸气时要意识到气由涌泉经尾椎、脊椎、颈项而上达头顶。吸气时要提肛。如果是站势，脚趾要抓地。此功练半年，效果同第二阶段，并能健全神经系统。

第四阶段为调息，也叫自然呼吸。好像又回到第一阶段的自然呼吸，腹部的凸缩同第一阶段，但要比第一阶段呼吸深长得多。为什么要安排第四阶段的自然呼吸？这是为了使内部器官得到平衡发展，不致出现偏差。历程是 60 天，效果同前两个阶段，能使内部器官平衡发展，并能治疗消化、呼吸器官的病症。

第五阶段为喉头呼吸，也叫加强深呼吸。为什么叫喉头呼吸呢？因为喉部要尽量张开，喉部张开，可以加强、加深呼吸。这一阶段腹部的凸缩同第二、三阶段，也要运气于全身。此段时间为 90 天，效果是使内脏得到锻炼。

第六阶段为内呼吸。为什么叫内呼吸呢？就是呼吸时毫无声息。按照气功老前辈的说法，叫真息，也称胎息，就是说像胎儿在母体内的呼吸。胎儿在母体的呼吸不是用口鼻，而是用肚脐。进行内呼吸时自己好像是用鼻在呼吸，可是又感觉不到，实际上，是在用肚脐进行胎息，练先天之气。吸气时要意识到气由涌泉提到尾椎、再至脊椎而达头顶百会。呼气时气由头顶百会经丹田、会阴而至涌泉。此阶段需练习时间为 300 天。效果是气功的功夫更深，能随时随地应用气功，以祛病延年。

（七）领气要领

什么叫领气？领气就是以意识导气。如果肝脏有病，就需要引导气到肝脏去。微微点动局部，同时配合气功的呼吸，就可以使气到来。目视法也是良好的方法。如想叫气上升到大脑，眼睛向上翻；想叫气到脚上，眼睛向下看。

（八）经络与气功

据祖国医学理论，经络是人体组织结构的重要部分，与练气功有着十分密切的关系。它还是人体气血、津液和新陈代谢的主要通道，是联络人体各部进行正常生理功能活动的枢纽，可以沟通表里、上下、内外。经络分十二正经和奇经八脉。

十二正经：手太阴肺经、手厥阴心包经、手少阴心经、手阳明大肠经、手少阳三焦经、手太阳小肠经、足太阴脾经、足厥阴肝经、足少阴肾经、足阳明胃经、足少阳胆经、足太阳膀胱经。

奇经八脉：任脉、督脉、冲脉、带脉、阴跷脉、阳跷脉、阴维脉、阳维脉。

在练气功时，气在意的指挥下，使气通过经络的十二条经脉，达到运气或用气的目的，这种短暂的过程就是气功所说的大周天运行法。使气通过任、督二脉的功法叫小周天运行法。大周天和小周天两种功法都是意领元气达聚丹田。以意把气由丹田循经络而运行至全身的功法叫丹田运行功法。因此，凡学练气功者都必须首先了解并弄通人体的经络功能、经络与气功的密切关系。

（九）气功与治病

少林气功同别家气功一样，如研练日久，可以固人体之卫气，调达宗气，充实元气。"气为血之帅，血为气之母"。气盈血壮，来去调达，故可调整人体的新陈代谢，保持阴阳平衡，促进人体生理机能正常运行。根据寺院老僧医和气功先师的经验，认真练气功可以治疗头痛、眩晕、不寐、多梦、健忘、耳鸣、耳聋、咳嗽、哮喘、痞块、胸闷、肚痛、溏泻、便结、遗尿、遗精、不思饮食、双目昏花、心慌、黄疸、面黄肌瘦等症。

（十）几种疾病的气功疗法

1. 肺病（肺结核） 练气功对于医治肺结核疗效较好。患者要针对自己体质的强弱和病情、症状，选择适当的方法，认真演练。

潮热盗汗者：可练易筋经，每日早晚各练一次，并结合按摩或自我点按肺俞、合谷、肝俞、脾俞、足三里、后溪等穴，施以补法。日行一次，7日为一个疗程，停3日，再进行第二个疗程，行5~7个疗程。

食欲不振、气血双虚者：可练八段锦，每日行功一次。也可用指点按足三里、胃仓、中脘、膏肓、内关、膈俞等穴，施以补法。每两日施术一次，持续1~3个月。再注意饮食调节，加强营养。取"少林嵩参膏"长期服用，效果更佳。

2. 神经衰弱 可以演练易筋经十二式，每日早晚各行功一次，再配合指点太阳、百会、三里、风池、神门、中脘等穴，施以泻法。7次为一个疗程，停3~5日，再施第二个疗程，连续施术5~7个疗程，可望痊愈。

3．肝阳上亢（高血压） 可以练十段功和八段锦。每天早上练八段锦，晚上入睡前练十段功中"回回指路"一段。每日演练，坚持1~3年。严禁吸烟、饮酒和进行剧烈活动。

4．心脏病 以练静禅功最为合适。一般可练插花式。体弱者可练卧禅功，还要适当加练八段锦、易筋经等柔功。长期练功，坚持不懈。

5．慢性肝病 可以练易筋经和十段锦，两者交替行功。当食欲增加、肝区毫无疼痛之感时，可以加练入门第一段功。三种功法交替练习，效果更佳。

6．慢性胃病 可早练易筋经，晚练十段功，坚持1~3年再配合中西医疗，可望治愈。

第二章

少林内气功

第一节 少林静禅功

有坐禅法 分端坐势、单盘势、双盘势、插花势、站禅法和卧禅法等。

一、端坐势

端坐势即端坐凳或椅上,膝关节屈成 90°,全脚掌着地,两手自然放在两大腿上,上身端正,两眼微闭,目视鼻尖,舌顶上腭,意守丹田(图1)。

初学者一次或先练 30 分钟,以后逐渐增至 1 小时。

歌诀:
  端坐禅椅胸挺直,臂垂掌附膝上迹。
  屈膝足掌轻着地,闭口微合双眼目。
  舌顶上腭视鼻尖,意守丹田勿转移。

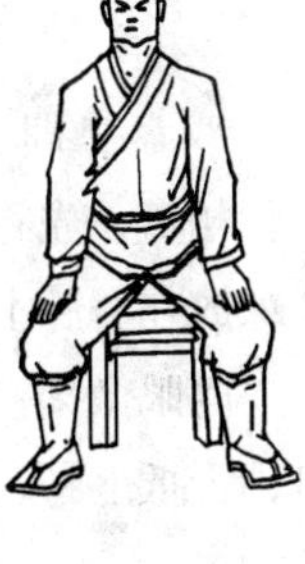

图1

二、单盘势

单盘势即盘腿坐于垫盘或较宽的木板或木床上，左脚放在右腿膝关节上面，脚心向右，脚尖向前；右脚放在左腿膝节上，足心向左，身胸挺直，两掌在腹前平脐相叠，右掌在上，左掌在下；两掌心均向上，拇指外展，其余四指并拢，如端弥陀印；上身端正，两眼微闭，目视鼻尖，自然闭口，舌抵上腭，用鼻呼吸，意守丹田（图2）。

初练，每次半小时，以后逐渐增至两小时。

歌诀：

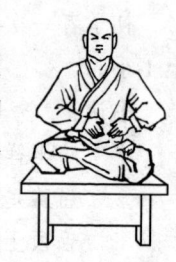

图 2

沙弥学法坐禅床，直腰端坐挺胸膛。
单盘腿法踝附膝，垂臂环扣弥陀掌。
沉手如就陀佛印，合口眯视鼻尖上。
舌抵上腭守丹田，华日一周三炷香。

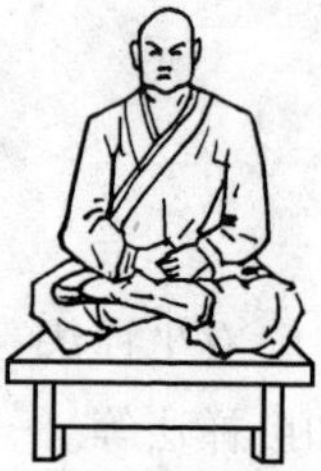

三、双盘势

双盘势即坐在垫盘或较宽的木具上，两腿屈膝相盘，先将右脚外踝放在左膝上，再将左脚外踝放在右膝上，两腿交叉，挺身而坐；上身端正，两眼微闭，留一小缝，目视鼻尖，自然闭口，舌抵上腭，腰部放松，两手按在两大腿根部（图3）。

图 3

久练之后，两手可改为腹前平脐相叠，如

20

怀弥陀印。

歌诀：
    单盘禅法三春秋，改习双盘亦不愁。
    两足插盘坐椅上，微视鼻尖须合口。
    纯思田池抵上腭，丹田发气丹田收。
    精华日月一周旬，童子功法即开头。

四、插花势

插花势即两腿交叉盘坐于蒲盘或较宽的木具上，脚尖向前，上身端正；两手在腹前平叉相叠，如端弥陀印；两眼微闭，目视鼻尖，自然闭口，舌抵上腭，用鼻呼吸（图4）。

每次练半小时左右。此练法容易掌握，知者较多。

歌诀：
    插花禅坐在自如，两腿交盘位如席。
    挺胸意守丹田穴，舌抵上腭迷眼神。
    凝视鼻尖抱陀印，钢弦松解百格适。
    插花优在易掌握，沙弥入规法不迟。

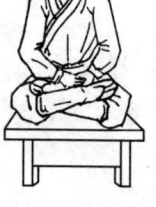

图4

五、站禅法

站禅法即两脚开立，与肩同宽，脚尖稍向里扣；两臂抬起，与肩同高，五指自然分开，两掌心相对，距一尺左右，形如抱球；然后两手同时缓缓下行，落于下腹，两手中指相接，掌心向里；身体保持端正，两眼微闭，目视鼻尖，意守丹田（图5）。

少林气功秘集

歌诀：

　　站禅宜在殿檐下，朝夕习之可得法。
　　两足开立同肩宽，垂臂屈肘下腹前。
　　掌心相合如抱球，缓缓下行双手搭。
　　闭口眯视鼻尖下，胸挺如笔恒法把。

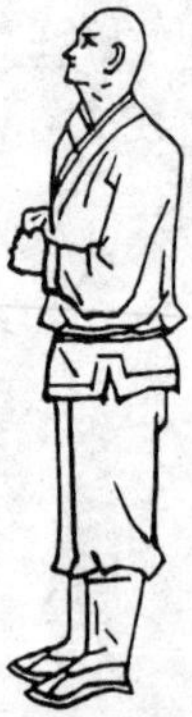

六、卧禅法

（一）仰卧禅法

仰卧即仰卧于床上，两腿自然伸直，两脚尖外撇；两手心向下，平放于两腿外侧，五指稍屈；两眼微闭，目视鼻尖，自然开口，舌抵上腭，用鼻呼吸，意守丹田（图6）。

图5

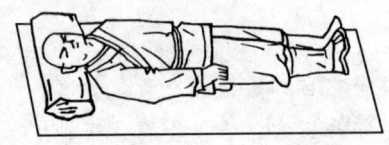

图6

歌诀：

　　缓卧缓伸足手当，合口眯目松弦纲。
　　意守丹田刻入寝，日月循周疾复康。

（二）侧卧势

侧卧即身体向右，侧卧于床上，两腿前屈，大腿与上身成钝角，右腿着床，左腿放右腿上，稍向前提；两掌放身前，右掌心向上，左掌心向下着床；头稍向前钩，形似螳螂；两眼微

22

闭，目视鼻尖，自然开口，舌抵上腭，用鼻呼吸，意守丹田（图7）。

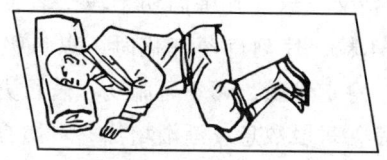

图 7

此法容易掌握，每次练功半小时，对治疗心脏病和神经系统疾患有显著效果。

歌诀：

    侧身着床形螳螂，臂垂环肘插附掌。
    右侧向上舒肝库，头向前钩臂稍扛。
    抵腭闭口眯视详，片刻入眠八炷香。

第二节 少林静功十段

静功十段又名十段功，是内功的站禅功夫之一。其特点是静纯、放松、施意。久习可施意祛疾，甚至可以以意制人。其法是寻找安静之处，两足成八字，并步站立；两臂屈肘，两掌环叠，五指并拢，掌心向上，附于脐下一寸处；胸部挺直，两眼微闭，视于鼻尖，用鼻呼吸，舌抵上腭，意守丹田。行功前先运气三周，再静施十段功法。

歌诀：

    沙门静功十段秘，奥在静松与施意。
    天地人三歧分毫，难成功就妄磨志。

依法习功恒至终，亦有真机概入里。

十段功夫不自迷，少林先师功著史。

《少林拳法精义》云：凡练静功十段法者，每日早晨先内服"通灵丸"64粒，片刻待药脾化时，以鼻吸气，注所行功处，以意领气，意走骨髓，切不可施功，若行力者则与动功无异。练十段功者，每段数息，渐渐增加，可燃香计时，每段一寸香，加至二寸香为至。日行三遍，功毕则行打洗神通，暇则自行观心、洗心诸法，十月功成。

第一段　韦驮捧杵　注想尾闾上第二节，气从背上起，直通至指端。

第二段　独立金刚　注想项后，以意领气，气从足心起，到两肘梢，绕膻中经印堂通头顶，下行到手，再归丹田。

第三段　降龙　注想项后风府穴，以意领气，从腹起，上到单手，然后单手缓缓下放，气归丹田。

第四段　伏虎　注想风府穴，以意施气，起于背，行至前肩，再由臂到两手，然后收气归丹田，反复施之。

第五段　天地逼　注想尾闾之前、肾囊之中，以意领气，从涌泉穴起，直通周身，行至百会穴，再放臂下行，经胸中线，下沉丹田。

第六段　虎坐　注想脐前任脉穴，以意领气，注贯全身，先经胸中线向上直达百会穴，后沉会阴，注两足达涌泉穴，然后收气归丹田。

第七段　龙吞　注想天灵盖，以意领气，从足跟起，经前中线直上顶巅，然后沉气经膻中穴，下归丹田。

第八段　御风渡江　注想脐后，以意领气，从背上起，经脊中线直通顶上，达强间穴，绕百会，经膻中穴，下归丹田。

第九段　回回指路　注想命门腰间，以意领气，从背中下经命门穴,岔绕环跳到阳陵穴,再达脚底涌泉,循路返上,经后正中线绕百会下行膻中,缓注丹田。

第十段　观空　注想指圈空处,以意领气,发行通身,再收归丹田。

第三节　少林气功古验秘抄

一、纳气分路法

气,就是呼吸。纳,收入其内为纳。分,分明其气,不使颠倒混乱。路,就是道路。一吸一呼各有其路,不能不遵。法,就是规矩。如身的束纵、步的存进、手的出入,或进或退,或起或落,皆当一气贯注。接取宜于纳之吸中,一吸即得。送去宜于纳之呼中,一呼无失。接取瞬间,胜败已定,万万不可混施。古今练拳习技者,首先要知道人身气的由来,然后懂得练气行功和如何纳气分路,方可练就一身功夫。

二、呼吸动静法

古拳谱载:呼吸者,气也,动静者,心也。心一动而气一吸,则无力而势虚矣;心一动而气一呼,则有力而势实矣。然静要专一,动要精神,吸必紧急,呼必怒发。心为元帅,气为先行,目为旌旗。目若恍惚,指示不明,则动静失宜。呼吸倒置,阵必失矣。习此艺者,先要讲明眼位,视而不至恍惚,则目之所注,志必至之;志之所至,气必随之。心一动而百体从令，振其精神，扬其武威，动静者此之说也。身之起落、步之进退、手之出入等。法活而气炼，来速而气疾，不战则已，战则必胜矣。

歌诀：

心动吸气则无力，无力势虚力不全。

心动一呼则有力，有力势实则力满。

心为人体帅，气为先行官。

眼为旌旗标，恍惚失向盘。失观对方势，动静辨别难。

呼吸若杂乱，交战必败转。因此重眼位，习武重在眼。

锐目盯敌势，志力随目转。心动令百节，精力充肺源。

全身是虎劲，威武震河山。

呼吸动作要协调，接取纳气归一团。

身步起落贯一气，进退出手活如猿。

来去风速如闪电，百战百胜乐开颜。

三、内壮论

内与外对，壮与衰对。壮与衰较，壮可羡也。内与外较，外可略也。盖内壮言道，外壮言勇，道入圣阶，勇仅俗务，悬霄壤矣。凡练内壮，其则有三。一曰守中，此功之要，在于积气下手之法，妙于用揉。凡揉之时，手掌着处之下胸腹之间，即名曰中。惟此中处，乃积气之地，必须守之。宜含其光明，凝其耳韵，匀其鼻息，缄其口气。四肢不动，一意冥心存想中处，先存后忘，渐至泊然不动，斯为合式。盖揉在于斯，守即在子斯。则一身之精气与神俱注积之，久久自成无量功力。或杂念纷纭，驰情外境，神气随之而不凝注，虚所揉矣。一曰万勿他及。人身之中，精血神气非能自主，悉听子意。意行则行，意止则止。守中之时，一意掌下，方为能守。或移念一掌之外，或驰意于各肢体，则所注精气随即走驰于各肢体，便成外壮，而非内壮，虚所揉矣。一曰持其充周。揉功合法，气既渐积矣。精神附于守而不外驰，气蕴于中而不溢，直至真积力久，日月已足，效验即形。然后引达自然，节节坚壮。若未充周，而辄散于四肢，则四肢不固，外勇亦不全矣。

四、凝神气穴

功满周天日数，督任俱充，先行下部功法。自后早间内功，当易归根复命为凝神入气穴矣。盖归根复命，是顺其气而使之充积，以济内壮之源。此则提其气而使之逆运，以神充内壮之用。顺则气满，逆则神充，一顺一逆，有体有用，方为真正坚固。此际始行者，督任将通，方可施功也。诀曰：一吸便提，息息归脐；一提便咽，水水相见。其法，仍于黎明时，跌坐至念咒，悉如归根复命，注想脐轮之后、肾堂之前、黄庭之下、关元之间、气穴之中，为下丹田。调匀呼吸，鼻吸清气一口，直入其中，复下至会阴，转抵尾闾。即用气一提，如忍大便之状，提上腰脊，上背脊，由颈直上泥丸。从顶而转下至山根，入玉池，口内生津，即连津咽入上丹田；并上丹田气又一咽，入中丹田；并中丹田气又一咽，送入下丹田，是谓一次。又调呼吸又咽，如此二十七次毕。仍行法轮自转，然后起身。关元穴在脐下一寸三分。肾主纳气，故为气穴。玉池舌底生津处也。此法抑命府心火入于气穴，故曰水火相见也。经云"久视下田，则命长生"者，此也。

五、下部行功论

功行三百余日，督任二脉积气俱充，乃可行下部功法，令其贯通。盖人在母胎之时，二脉本通，出胎以后，饮食滞气物，欲滞神虚灵有障，遂隔其前后通行之路。督脉自上牙龈上项，由项后行脊下至尾闾；任脉自承浆下胸行腹，下至会阴。脉虽贯而气不相通。今行下部之功，则气至可以相接而交旋也。此段功法，在于两处，其目的有十。两处者，一在睾丸，一在玉茎。在睾丸者，曰攒、曰挣、曰搓、曰抚；在玉茎者，曰摔、曰握、曰束。二处同者，曰咽、曰洗。凡攒、挣、搓、抚、摔、握、束七法，挣则努气注于睾丸，余皆用手依次行功，周而复始，自轻至重，自松至紧，不计遍数，仍准一时，每日三次。咽则将行功之时，鼻吸清气一口，以意咽下，送至胸；又吸又咽并送至腹；又吸又咽并送至下部行功处。咽三十六口，然后行功握之法，必用力努至于项，方能得力。洗者，洗以药水；束者，洗毕用软帛束茎根，宽紧适宜，取其常伸不屈。此功百日，督任可通矣。功足气坚，虽曰隐处，亦不畏椎梃也。

六、气功阐微

柔术之派别习尚甚繁，而要以气功为始终之则，神功为造诣之精。究其极致所归，终以掺贯禅机，超脱于生死恐怖之域，而后大敌当前，枪戟在后，心不为之动摇，气始可以壮往。此所谓泰山倒吾侧，东海倾吾右，心君本泰然，处之若平素也。虽然是，先易言哉。每见沉心求道之士，平日养气之言不离于口，静悟之旨怀之在心，一旦临以稍可骇愕之事，则面目改观，手足失措，神魂摇荡失舍。如是而求能静以御敌，戛乎其难。其高尚者且若是，至于浮动轻躁者，其心气之易摇易乱，几成固有性质。故试举目而望，气功之微妙变化，空谷中几无登然嗣响之音。此吾道之所以日衰也。

气功之说有二，一养气，一练气。养气而后气不动，气不动而后神清，神清而后操纵进退得其宜，如是始可言中制敌之方。顾养气之学，乃圣学之紧要关键，非仅邈尔柔术所能范围。不过柔术之功用，多在于取敌制胜之中，故于养气为尤不可缓也。

练气与养气虽同出于一气之源，但有虚实动静及有形无形之别。养气之学以道为归，以集意为宗法。练气之学以运使为效，以呼吸为功，以柔而刚为主旨，以刚而柔为极致。及其妙用，则时刚时柔，半刚半柔，遇虚则柔，临实则刚，柔退而刚进，刚左而柔右，此所谓刚柔相济，虚实同进者也。

以上练气之说，中有玄妙，不可思议。若泛观之，几如赘语重叠，无关宏旨。详加注释，精微乃见，今释之如下。

1．运使 既云练气，则宜勤于运使。运使之法，以马步为先（又名站桩），以身之上下伸缩为次（如果腰肾坚强、起落灵捷，将来练习拳法无腰酸腿颤之病），以足掌前后踏地能站立于危狭之处而推挽不坠为效果。究其练成功时，虽足二寸在悬崖，而坚立不能动摇也。足掌前后踏地须久练方能成，平常人之足掌则前后不相应，故一推挽即倾跌也。以上乃练足之法。盖寻常未经练习之人，气多上浮，故上重而下轻。足，又虚踏而鲜实力，一经他人推挽则如无根之木，应手即去，此气不练所致也。故运使之入手法门，即以马步为第一招，练手先练桩。俗语云，未习打，先练桩（又名站桩），亦即此意。苟能于马步熟练纯习，则气贯丹田，强若不倒之翁。而后一切柔术单行手法及宗门拳技，均可以日月渐进矣。

初练马步时，如散懒之人忽骑乘终日，腰足腰肾极形酸痛，反觉其力比未练以前减退。此名为换力。凡从前之浮力虚气必须全行改换。但到此不可畏难，宜猛勇以进，如初夜站二小时者，次夜加增数分，总以渐进无间为最要。又站时若觉腿酸难忍，可以稍事休息，其功效总以两腿久站不痛、觉气往丹田、足胫坚强为有得耳。

足既坚强矣，则练手焉。练手之法以运使腋力，令其气由肩窝腋下运至指巅，如是而后，全身之力得以贯注于手。用力久则手足两心相应，筋骨之血气遂活泼凝聚，一任练者之施用而无碍也。

2．呼吸 肺为气之府，气乃力之君。故言力者不能离气，此古今一定之理。大凡肺强之人，其力必强，肺弱之人，厥力必弱。何则，其呼吸之力微也。北派柔术，数十年前，乃有专练习呼吸以增益其气力者，成功之伟，颇可惊异。其初本为寡力之夫，因十年呼吸练习之功，有增其两手之力，能举七百斤以上者。南派则练运使之法多，练呼吸之法少，盖以呼吸之功虽能扩加血气，时或不慎，反以伤身。后以慧猛师挈锡南来，传授呼吸之妙诀，于是南派始有练习之者。未几，斯术大行，逐于运使之时，兼习呼吸，而南派柔术，因以一变。兹将慧猛师之口传秘诀记之如下。

呼吸有四忌：

①忌初进时太猛。初时以呼吸四十九度为定，后乃缓缓增加，但不可以一次呼吸至百度以外。

②忌尘烟污染之地。宜于清晨或旷寂幽静之所行之。晚间

练习宜在庭户外，不可紧闭一室中。

③忌呼吸时以口出气。初呼吸，不妨稍以口吐出肺胃之恶气，以三度为止。而后之呼吸，须使气从鼻孔出入，方免污气侵袭肺部之害。又呼吸时，宜用力一气到底。而后肺之涨缩，得以尽吐旧纳新之用，而是气力以生。

④忌呼吸时胡乱思想。凡人身之血气，行于虚而滞于实，如思想散弛，则气必凝结障害，久之则成气瘘之病，学者不可不慎焉。

以上四忌，须谨慎避之，自无后患。迨至成功时，则周身之筋脉灵活，骨肉坚实。血气之行动，可以随呼吸以为贯注，如欲运于指尖，臂膊及胸肋腰肾之间，意之所动，气即赴之。稍与人搏，则手足到处，伤及肤理，不可救疗，气之功用神矣哉。

洪惠禅师曰：呼吸之功，可以使气贯周身，故有鼓气胸肋腹首等处，令人用坚木铁棍猛击而不觉其痛苦者，由于气之鼓注包罗故也。但有一处为气之所不能到者，即面部之两额是也。击他部虽不痛，惟此部却相反耳。

呼吸之术，当时北派最盛，而西江河南两派则以长呼短吸为不传之秘法。河南派则名此为丹田提气术，西江派则名之为提桶子劲（劲即气力之俗称也）。究之名虽异，而实则无甚差别。其法直身两足平立，先呼出污气三口；然后屈腰，以两手直下；而后握固提上，其意以为携千斤者然，使气贯注丹田臂指间；迨腰直时，急将手左右次第向前冲出，而气即随手而出，不可迟缓。惟手冲出时，须发声喊放，方免意外之病。以此为范，则手或向上冲，或左右手分提（仍须屈腰与前同），总以气血能贯注疏通为要。又向上冲时，觉得气满腋肋之间；左右分提时，仍伸指出，而握拳归，俨如千万斤在手，则丹田之气，不期贯而自贯矣。但提气时，须渐渐而进，有恒不断。为成功之效果，学者须静心求之，勿视为小道野术也。

3．刚柔 柔术虽小道，精而言之，亦如佛家有上中下三乘之别。三乘为何？即刚柔变化二者而已。其宗派法门千差万异，虽各有其专家独造之功，而刚柔变化之深浅，即上中下所由判焉。上乘者，运柔而成刚，乃其至也，不刚不柔，亦柔亦刚，如猝然临敌，随机而动，变化无方。指似柔也，遇之刚若金锥；身似呆也，变之则捷若猿兔。敌之遇此，其受伤也不知其何以伤；其倾跌也不知其何以倾跌。神龙夭矫，莫测端倪，此技之神者矣。但柔而刚一段功夫，非朝夕所能奏效，此上乘中技术也。

所谓中乘者何？即别于上乘之谓也。其故学者初学步时，走入旁门，未蒙名师之传授指点，流于强使气力，刚柔无相济互用之效。或用药力或猛力等，强练手掌臂腿之专技不辞痛楚，朝夕冲捣蛮习，遂致周身一部分之筋肉气血由活动而变为坚凝死坏，致受他种之病害。其与人搏，寻常人睹其形状，则或生畏惧之心而不敢与较，若遇上乘名家则以柔术克之，虽刚亦何所用。俗谚云：泰山虽重，其如压不着我何？此刚多柔少之所以非上乘也。

术以柔为贵。至于走使气力，蛮野粗劣，出手不知师法，动步全无楷则，既昧于呼吸运使之精，复不解刚柔虚实之妙，乃以两臂血气之力，习于一拳半腿之方，遂自命个中专家，此下乘之拳技，不得混以柔术称之，学者所宜明辨也。

中乘之术，不过偏刚多柔少之弊，然尚有师法派流，变而求之，不难超入上乘之境界。惟下乘者，无名师益友之指授，日从于插沙（鄙乡之拳师教人，用木桶盛沙，每日以手指频频插之，使指尖硬于铁石），打桩（即用圆木一段钉入地中，每日朝夕用足左右打之，初浅而次第加深，如能打翻入地二三之桩，则足力已强，所击遇之必折伤，乃拳师敦人练习足力之法，当时潮州、嘉兴、肇庆等处多爱习之），拔钉（敲钉于板壁中，每日用手指拔之，能拔出最深之钉为功效，如与人斗，指力到处，皮肤为之破裂），磨掌（磨掌之法，每日将掌边向桌缘几侧等处频频擦磨，至皮外老坚凝时，再以沙石勤擦并以桐油等物涂之，总以掌缘坚皮高起、刚硬如铁为止，故人遇其掌斫落，无异金石之器也）之事。究其所到，不过与全未练习之人遇，则颇堪恐怖。如一旦逢柔术名家，鲜有不败者矣。

从此观之，以刚柔变化能达至极品者，为上乘；刚多柔少，谨守师法者，为中乘；至于一拳一技之微，有刚而无柔，专从事于血气之私者，于斯为下矣。

第四节 内气功新论

气功是我国劳动人民数千年来，在长期、复杂、艰苦的生活实践中发掘出来的无形的人体文化，为中华民族的繁荣昌盛和增强我国劳动人民的体质健康起到了十分有益的作用。

气功早见诸于祖国医学经典中，历代中医学家和广大中医药工作者都十分重视气功。祖国医学名著《内经》云："气为血之帅，血为气之母。"这充分强调和说明气与血的密切关系，并且详细阐述了气在整个人体活动和维持生命运动中都起到了主导作用。人民群众已广泛地知道"气是生命的源泉"。一个人少气，中医叫做"气虚"，气虚则会力弱，甚者感到困乏无力。无气为断气，断气也叫停止呼吸，则亡命矣。

"气"是人生的根本，气不通，血则凝淤，血淤则作痛。

总之，气衰，体质弱，气盛人则壮，有气则有力，气盛力则雄。因此，历代武术家或武术之士都注重练气，练气者不仅可以健身，而且还可给人治病，所以才会出现气功师、气功理论、气功专著等。气功是我国劳动人民长期同生产与疾病作斗争而逐渐形成的宝贵文化遗产。其中不少健身套路，如少林达摩易筋经、八段锦、五禽戏、六字诀、风摆柳、信游功、柔功等，都有明显的健身价值，应该广泛推广。

但是，自古到今都有一少部分歪道邪人，利用气功这个传统项目故弄玄虚，把气功说得神乎其神，到处招摇撞骗，诈人钱财，甚则危害人命，给国家、社会和人民带来危害，使人痛恨不已。近年来，有些冒牌气功大师利用气功装神弄鬼，鼓吹说气功能三十里外制人、千里之外感觉等等，纯属无稽之谈。更有罪大恶极者，把自己封为释迦牟尼转世，大张旗鼓地利用邪书、邪说毒害百姓，反对科学，以达到他骗人钱财、玩弄愚痴者的目的。

然而，21世纪的中国人民，在党的改革开放英明政策的指引下，正走在通向繁荣富强的道路上，决不会再去相信任何邪道气功及歪理邪说。作为一名气功爱好者，一个正义的中国公民，利用本书出版之机会，倡议广大气功研习者和爱好者，要团结一致，在党和政府的领导下，正确地对待我国传统气功，用科学的观点、有利于人民的观点去研究气功，吸取精华，弃去糟粕，为继承我国这门宝贵的文化遗产和增强人民体质而努力奋斗。

第三章

少林太和气功

少林太和气功，是唐末宋初的福湖禅师所创。他在公年898年皈依少林寺为僧，拜慧觉为师，师赐法名福湖。那时他年近三十，身上已有一定的武功。因路打不平，一拳击毙知县之子，怕吃官司，就隐居到少林寺，出家为僧。

他入寺后每天参禅习武，擅长气功，如软玄功、须弥功和打擂术等。又善练各种兵器、暗器，拳械兵戈，样样俱精。他还精修中医，善用阴阳五行，结合人体脏腑十二经脉、气血的运行等互理关系创出了太和气功。该功法共分四段，即仰卧十八法、禅坐十八法、高禅坐功十八法、站转禅功十九法，共有七十三法，久练可以健壮体质，抗疫祛病，延年益寿。

歌诀曰：

太和功法湖公传，阴阳五行脏腑缘。
善调神精并气血，益脏安腑百节验。
仰卧禅坐三六势，高坐站转功法连。
七十二式随气行，抗疫祛病寿延年。

第一节 仰卧十八法

预备势

躺在床上仰卧，两腿并拢伸直，两臂自然伸展，两掌五指并拢，贴近两大腿外侧，掌心向内，掌指向下，目视上方。

（一）迎风招展法

两腿不变，仰卧躺平；两掌慢慢向前、向上伸出，自然呼吸，掌心相对，掌指向上，意想百会穴，目视两掌。此为第一法（图1）。

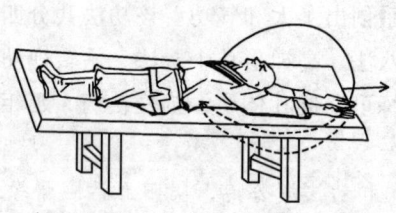

图1

（二）陈坛苏醒法

两腿不变，身体躺直；两掌由上方慢慢向头两侧伸展，使两手绕胸环转一周，当两手下经下腹时，右手再环绕向上伸直，掌心向内，左手即下附左大腿外侧，掌心向里，两目上视。意注劳宫（图2）。

第三章 少林太和气功

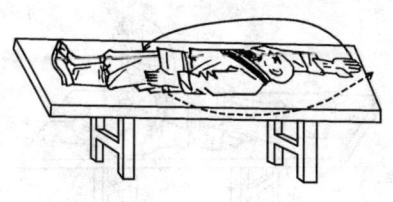

图 2

（三）右手单展旗法

两腿原势不变，身体躺直；左掌不动，右掌由上经前缓缓降落于右大腿外侧，掌心向内，掌指向下，目视前方。意注膻中（图3）。

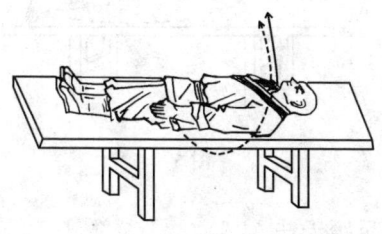

图 3

（四）紫燕拢翅法

两腿不变，身体卧平，两掌经身前上下轮展交替，然后伸臂合掌，两掌心向内，意注印堂，目视两手（图4）。

（五）左手单展旗法

接上动作。身躯卧平，两手同时由胸前上环展，然后由上绕头向下，附于右大腿外侧，左手向上伸直，掌心向内，自然呼吸，意注左手劳宫穴，目视上方（图5）。

37

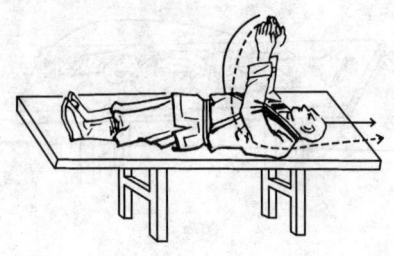

图 4

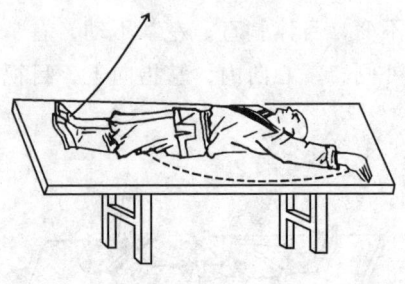

图 5

(六) 左一足蹬天法

左腿慢慢向上抬起伸直,右腿不动;同时,左掌经身前慢

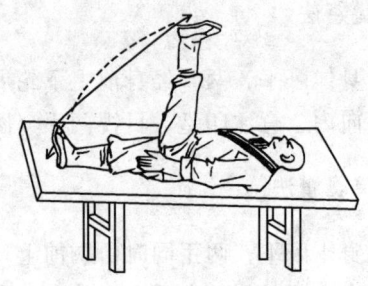

图 6

慢落于左大腿外侧,掌心向内,掌指向下,目视前方。意注左涌泉穴(图6)。

(七)右一足蹬天法

左腿慢慢向下低落着床伸直,右腿向上抬起,自然呼吸;两掌不变,目视前方。意注右涌泉穴(图7)。

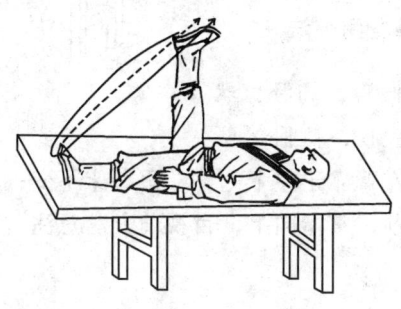

图 7

(八)两足朝天法

右腿不落,左腿又缓缓抬起,与右腿并拢;两掌原势不变,目视前方。意注关元穴(图8)。

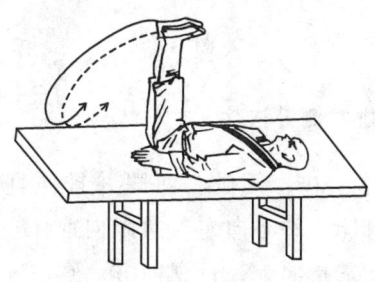

图 8

(九) 大仙屈膝法

两脚向后收缩，使两膝弓起，平稳着床，足跟落在床板上，足尖挑起；两掌不变，自然呼吸，目视前方。意注中极穴（图9）。

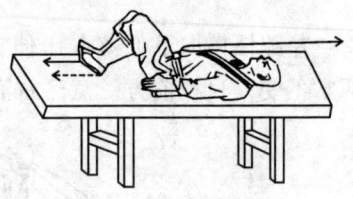

图 9

(十) 英雄左侧卧法

两腿缓缓伸直，仰卧，然后身体向左转 90°，侧卧，两腿并排伸直；左臂靠于左下侧，左手着床不变；右掌伸于头右上侧，掌心向前，掌指向上，目视前方。意注右臂曲池穴（图10）。

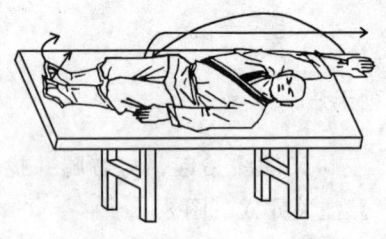

图 10

(十一) 英雄右侧卧法

身向右转体 180°，侧卧，两腿并排伸直；右臂收回变拳，伸于右下身侧，拳心向左，拳眼向前；左掌伸于头上左侧，掌心向前，掌指向上，目视前方。意注左臂曲池穴（图11）。

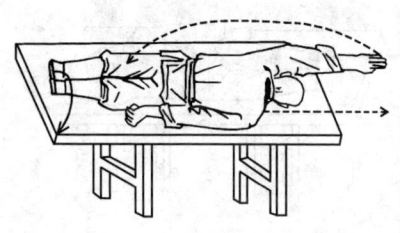

图 11

(十二)英雄左定针法

身向左转180°,两腿并排伸直;右拳伸于身右下侧,拳心向内;左掌伸于头左上侧,掌心向前,掌指向上,目视前方。意注左合谷穴(图12)。

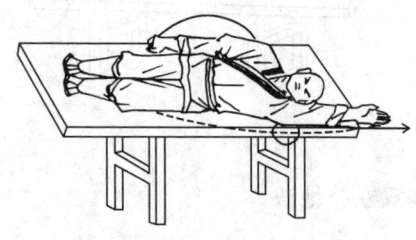

图 12

(十三)英雄右定针法

身向右转180°,两腿并排伸直;右拳变掌,伸于头右上侧,掌心向前,掌指向上;左掌变拳,护于身左下侧,拳心向前,目视前方。意注右手合谷穴(图13)。

(十四)醉汉右扑地法

接上动作。体向左转90°,仰卧、稍调息,然后坐起,以

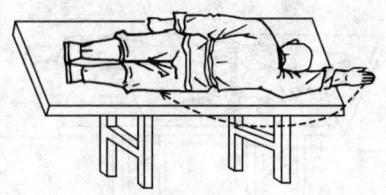

图 13

臀部为轴,摆两腿,使身躯向左转 180°,再伸腿仰卧,躺平在床上,稍调呼吸,身躯向右转 90°,侧卧;同时,右手向上伸直,左手下垂,附于左大腿外侧。意注右内关穴(图 14)。

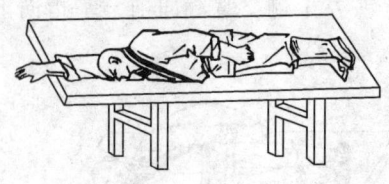

图 14

(十五)醉汉左扑地法

两腿伸直不变;左臂伸直于头左上侧,掌心向前,掌指向上;右掌收回,附于右大腿外侧,掌心向内,掌指向下,目视前方。意注左内关穴(图 15)。

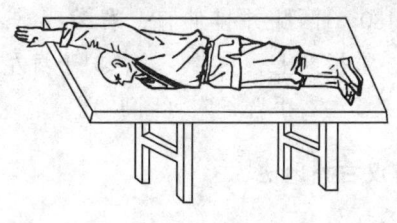

图 15

（十六）金蟾晒腹法

全身以腰背中部为轴摆动两腿，使身向左转 90°；右掌向前上举，左掌收回于前上方，两掌心相对，掌指向上，拱于头前上方；两腿向上屈膝，目视前方。意注膝眼（图16）。

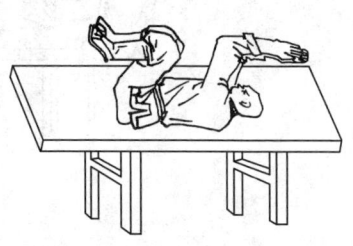

（十七）左手脚轮行法

右腿伸直下落，左腿不变；同时，左掌向前上伸展，掌心向右，掌指向上；右掌向前下伸出，掌心向左，掌指向前，目视前方。意注右手大陵穴（图17）。

图 16

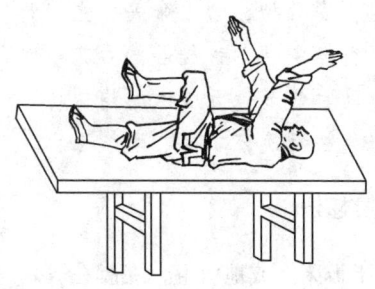

图 17

（十八）右手脚轮行法

左脚伸直下落；右腿屈膝向前抬起，同时，右掌展于头前方，掌心向右，掌指斜向前；左掌展于前下方，掌心向右，掌指斜向前，目视前方。意注左手大陵穴（图18）。

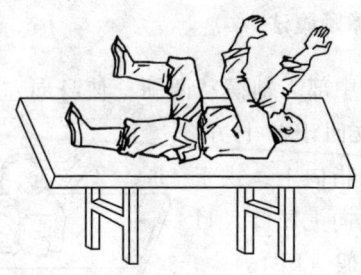

图 18

第二节 禅坐十八法

歌诀曰:

盘膝静坐安心神,心主命关神主魂。
掺合五行静中动,锐气若发力亦雄。
四肢牵动百骸节,五脏六腑均益功。
身躯体复祛百疾,非禅非动妙无穷。

(一) 大鹏展翅法

两腿盘膝坐于板床上或地板上,左脚在外,右脚在内,也可以右脚在外,左脚在内,也用两脚心朝上,也可以用两脚心朝外,两脚可以互放在腿上面,也可以互放在两腿下面,也可一腿叠放在另一腿上,也可以双盘式,也可以单盘式,也可以叠式盘坐,也可以自由盘坐,可任意选择盘膝坐式;两臂自然由两侧提起,两掌高与肩平,

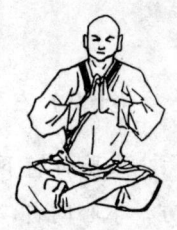

图 19

掌心相对，掌指向上，目视前方。意注百会（图19）。

（二）右大鹏展翅法

两腿盘膝坐定，原式不变；右掌展于头上右侧，掌心向前，掌指向上；左掌展于左侧下方，掌心向前，掌指向外。意注右手劳宫穴，目视前方（图20）。

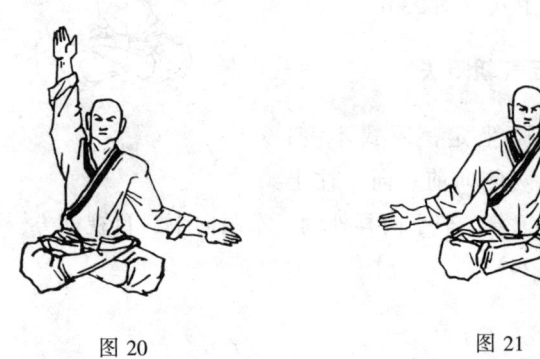

图20　　　　　　　图21

（三）左大鹏展翅法

两腿盘膝坐定，原式不变；左掌慢慢向上展开，掌心向前，掌指向上；右掌慢慢下落展于右下侧，掌心向前，掌指向外。意注左手劳宫穴，目视前方（图21）。

（四）三花聚顶法

两腿盘膝坐定，原式不变；右掌在右下侧渐渐向上举起，与左掌共同在头上方相附，两掌心相对，掌指向上，目视前方。意注上星穴（图22）。

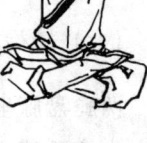

图22

45

(五) 罗汉开门法

两腿盘膝坐定，原式不变；两掌由上向两侧下方缓缓降落，再向内上环弧，然后两手由内向外缓缓分开，使两臂平展，两掌心向前，掌指向外，目视前方。意注膻中穴（图23）。

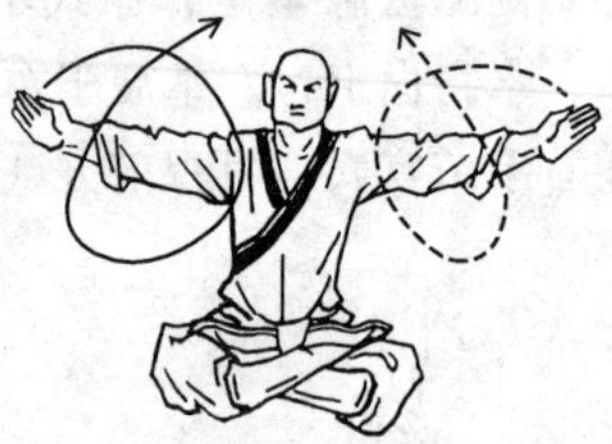

(六) 五气朝阳法

两腿盘膝坐定，原式不变；两掌由前胸两侧向前、向上往上环弧，屈肘变拳，护于两耳外侧，拳眼向下，目视前方。意注印堂穴（图24）。

图23

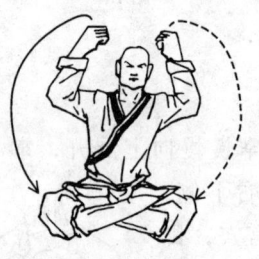

图24

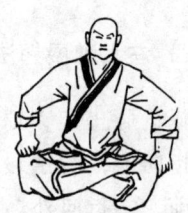

图25

(七) 撩袍端带法

两腿盘膝坐定不变；两掌由两侧缓缓向外下方降落，再屈肘向内按两膝之上，拳心向后，目视前方。意注神阙穴（图25）。

（八）弥勒揉腹法

两腿盘膝而坐，原式不变；两拳由两侧向内环弧，屈肘降落于上腹部前正中，拳心向内，目视前方。意注中脘穴（图26）。

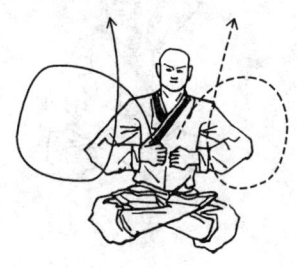
图26

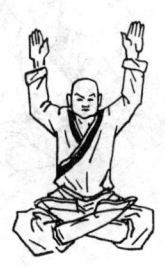
图27

（九）青龙抖角法

两腿盘膝而坐，原式不变；两拳变掌，由身前向上、向外划弧，然后慢慢向上伸掌，上穿于头两侧上方，掌心向前，掌指向上，目视前方。意注眉心穴（图27）。

（十）石沉大海法

两腿盘膝坐定不变；两掌由两侧上方慢慢向下降落，两掌屈肘按于两膝盖内侧，掌心向下，掌指斜向内前下方，同时轻轻吐气，目视前方。意注曲骨穴（图28）。

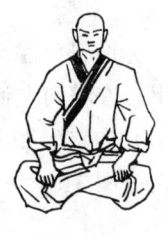
图28

（十一）左天地混合法

两腿盘膝坐定，原式不变；两掌变拳，右拳向外上环弧，

47

再向内下屈肘降落于右腹前下侧，拳心向内，拳眼斜向上；左掌向外上举起变拳，架于头上左侧，拳心斜向前，拳眼向右，目视前方。意注左手合谷穴（图29）。

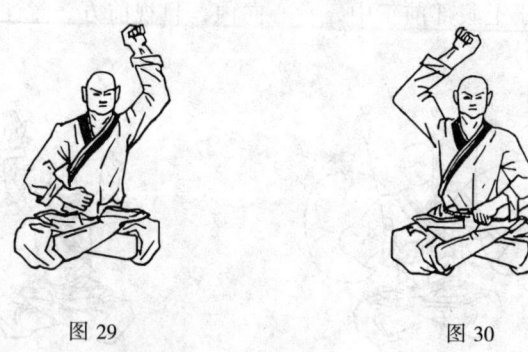

图29　　　　　　　　图30

（十二）右天地混合法

两腿盘膝而坐，原式不变；左拳慢慢向下降落，屈肘护于小腹左侧，拳心向里，拳眼向上；右拳在右侧慢慢向上举起，架于头上右侧，拳心斜向前，拳眼向左，目视前方。意注右手合谷穴（图30）。

（十三）大仙左甩袖法

两腿盘膝坐定不变；右拳慢慢向右下降落，屈肘向左冲出；左拳向左侧缓缓甩摆，高与肩平，拳心向前，目视前方。意注左臂曲泽穴（图31）。

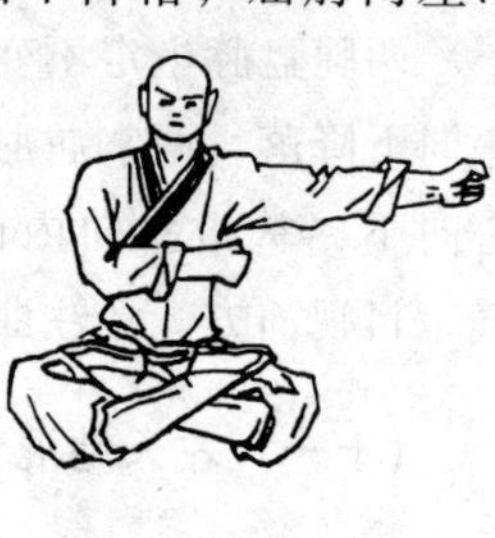

（十四）大仙右甩袖法

两腿盘膝而坐，原式不变；同时左拳由左向右侧屈肘甩摆，护于右腋

图31

下，拳心向里，右拳由左向右侧甩击，高与肩平，拳心向前，目视前方。意注右臂曲泽穴（图32）。

（十五）大仙右斜臂法

两腿双盘膝式不变；右拳下落，与左拳环弧交会于胸前然后向两侧斜展，右拳稍高于肩，左拳稍低于肩，两拳心向前，目视前方。意注右手合谷穴（图33）。

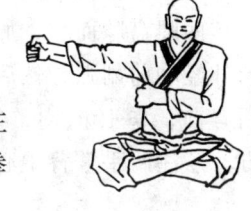

图32

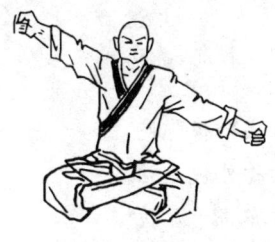

图33

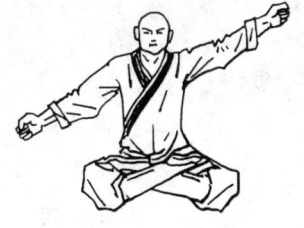

图34

（十六）大仙左斜臂法

两腿双盘膝式不变；两拳由外向内环弧交会，然后再向两侧斜展，左拳稍高于肩，右拳稍低于肩。意注左手合谷穴（图34）。

（十七）金刚护胸法

两腿盘膝不变；两拳由外侧向内慢慢环弧交会，然后再由外向内屈肘相附，拳心向内，拳眼向上，高与乳平，目视前方。意注上脘（图35）。

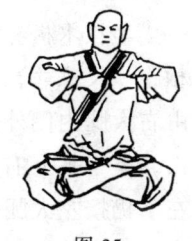

图35

49

(十八)罗汉护肩法

两腿盘膝而坐,原式不变;两拳由内向外经胸前划弧,然后再向内屈肘降落于两肩前,拳心向内,拳眼向外,目视前方。意注两手掌背中心(图36)。

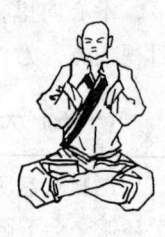

图 36

第三节　高禅坐功十八法

歌诀:

太和秘功高禅坐,五行相依掺弥陀。
静坐无念万法宝,超然物外现金泊。
一旦静中动一丝,四两亦将千斤拨。

(一)中平高坐法

两足分开,相距一尺二寸,坐在木板凳上,两足着地,胸部挺直,两臂微屈,两拳附在两膝盖内侧,拳心向里,目视前方。意注两膝眼穴(图37)。

(二)将军右传令

坐在木板凳上,两脚落地,两足分开,相距一尺二寸,胸部挺直,两拳变掌,右掌由右大腿内侧外上环弧,然后再由内向上穿出,举于头上右侧,掌心向前,掌指向上;左掌仍按左大腿不动,掌心向下,掌指斜向内,目视前方。意注右手掌心(图38)。

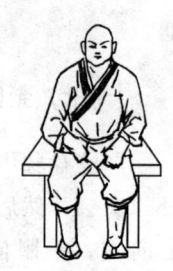

图 37

第三章 少林太和气功

(三) 将军左传令

两脚不动；右掌由前向下降落，按于右大腿上内侧，掌心向下，掌指斜向内；左掌由右左侧外上环弧，举于头上左侧，掌心向前，掌指向上，右掌不变，目视前方。意注左手掌心（图39）。

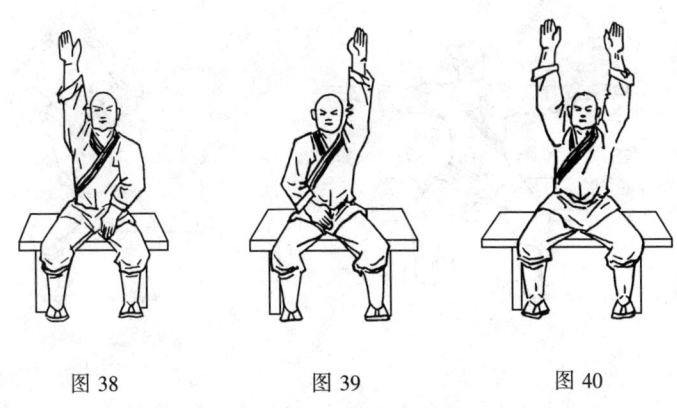

图38　　　　　图39　　　　　图40

(四) 举火烧天法

两脚原式不动，坐势不变；右掌由右向外上侧环弧，举于右侧上方，掌心向前，掌指向上，与左掌一样，共同直举上伸，目视前方。意注眉心（图40）。

(五) 掩耳避雷法

两腿式不动，坐立板凳不变，两掌在头上两上侧向下降落，屈肘按住两耳外侧，掌心向内，掌指向上，目

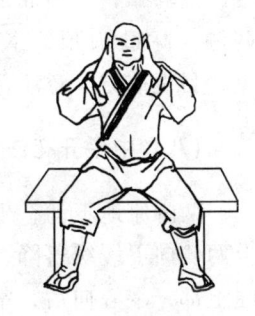

图41

51

视前方。意注耳宫穴（图41）。

（六）白鹤亮翅法

两脚原地不动，坐立板凳不变，两掌由内向外向两侧平展伸开，掌心向前，掌指向外，目视前方。意注膻中穴（图42）。

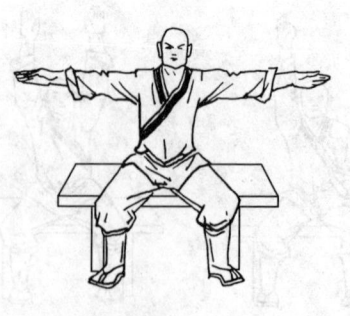

图42

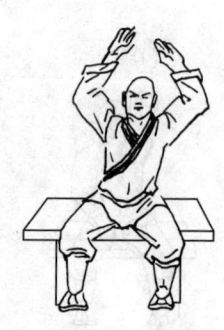

图43

（七）九托千斤法

两脚原地不动，坐立板凳不变，两掌由两侧向下、向内、再向前环弧，然后屈肘向上，架护于头上两侧，高过头顶，掌心向前，掌指斜向上，目视前方。意注百会穴（图43）。

（八）中平开花法

两脚原地不动，坐势不变；两掌由头上两侧向下缓缓落降，然后屈肘按于两大腿上部，掌心向后，掌指斜向下，目视前方。意注神厥穴（图44）。

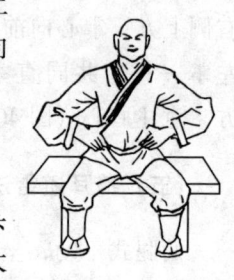

图44

（九）背后藏宝法

两脚原地不动，坐势不变；两掌由两大腿外上侧向内上环弧，再向两下侧降落，屈肘按于身后腰背部，手指和掌心重按片刻，掌心向内，掌指向下，目视前方。意注脊中（图45）。

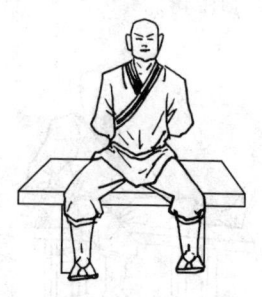
图45

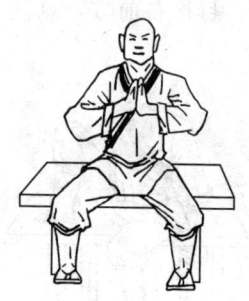
图46

（十）童子拜佛法

两脚原地不动，坐势不变；两掌由身后向前、再向上划弧，然后向下屈肘，在胸前合掌，两掌心相对，掌指向上，目视前方。意注上星穴（图46）。

（十一）关羽右斩将法

左脚尖内旋，体向右转90°，右腿屈膝上抬，平踏在板凳上；两掌变拳，右拳屈肘落于右膝盖上方，拳心向内，拳眼向左；左拳落于左后下侧，单拳撑在木板凳上，拳心向内，拳眼斜向左，目视左前方。意注右膝血海穴（图47）。

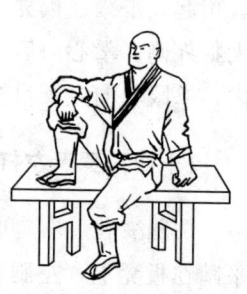
图47

(十二) 关羽左斩将法

两腿变化, 右脚由板凳收回下落着地, 体向左转180°, 左腿屈膝踏上板凳; 左拳附按在左大腿内侧, 拳心向里, 拳眼向右; 右拳落于右后下侧, 单拳撑在板凳上, 拳心向内, 拳眼斜向右, 目视右前方。意注左膝血海穴(图48)。

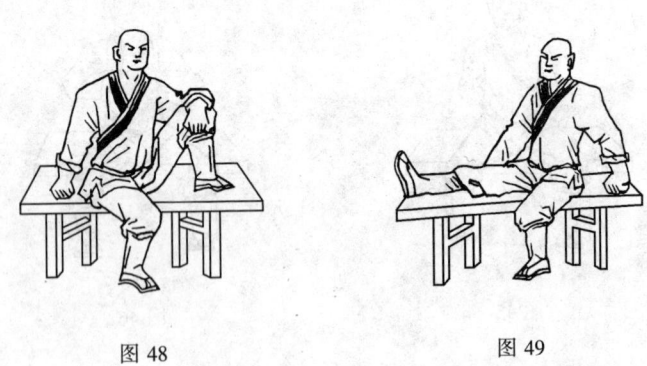

图48　　　　　　　　图49

(十三) 罗汉右打坐法

两腿变化, 左脚由板凳收回下落着地, 体向右转180°; 右脚抬起, 平踏在板凳上, 右腿伸直, 脚尖向上; 右拳点落于右大腿外侧, 拳心向后, 拳眼向左; 左拳撑于左后下侧, 拳心向内, 拳眼斜向左, 目视左前方。意注右阳陵泉穴(图49)。

(十四) 罗汉左打坐法

两腿变化, 右脚收回下落着地, 体向左转180°; 抬左脚落平踏在板凳上, 左腿伸直, 脚尖向上; 左拳撑点于左大腿外侧, 拳心向后, 拳眼向右; 右拳落于右后侧方, 撑于板凳上, 拳心向内, 拳眼向右斜, 目视右前方。意注左阳陵泉穴(图

50)。

(十五) 钟离左挥扇法

接上动作。收左腿下落着地，体向右转180°；同时，两拳变掌，在胸前划弧，然后抬左手向左侧后上摆掌，掌心斜向前；右手由前向后，背于身后，目视右侧。意注左肩　穴（图51)。

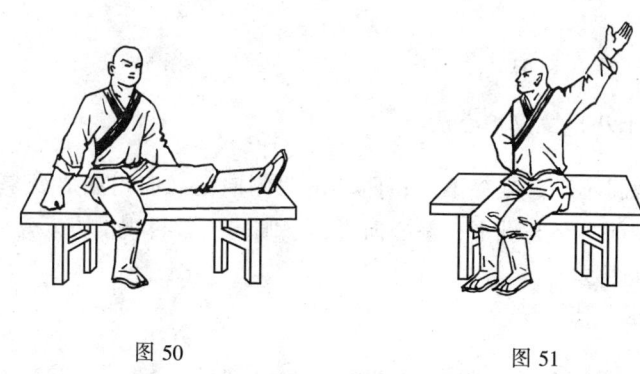

图 50　　　　　　　　图 51

(十六) 钟离右挥扇法

接上动作。体向左转180°；同时收回左掌，放于身后，再抬右掌，由后向前环弧，然后再向右侧后上方摆掌，使掌心斜向前，掌指斜向后，目视左侧。意注右肩　穴（图52）。

(十七) 大雁落山法

变两腿为端坐马步（两足间距一尺三寸左右），胸部挺直；左手由后返前，与右手在胸前环弧，然后再由胸前上方向两侧

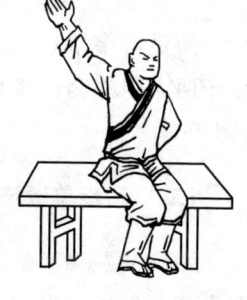

图 52

55

斜下落臂，使两臂成伞状，目视前方。意注十爪（图53）。

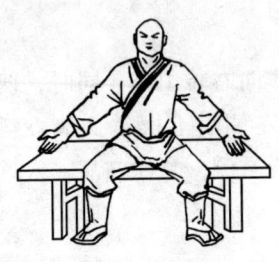
图53

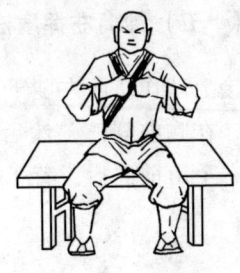
图54

（十八）罗汉护心法

两腿不动，坐势不变；两掌由两侧向上、向内屈肘变拳，落于胸前，高与乳平，拳心向里，拳眼向上，目视前方。意注丹田（图54）。

第四节　站转禅功十九法

（一）八字站桩法

两足八字站立，胸部挺直；两臂自然下垂，两手握拳，紧贴于两大腿外侧，拳心向内，拳眼向前，目视前方。意注百会（图55）。

（二）马步单鞭法

左脚向左移半步，两腿屈膝变成马步；同时，两拳经胸前向内环弧，然后再向两侧展臂冲拳，两拳与肩平齐，拳心向前，拳眼向上，目视前方。意注膻中（图56）。

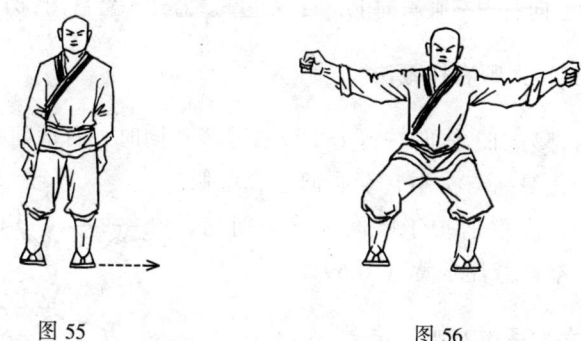

图55　　　　　　　　图56

（三）金刚亮臂法

两腿变成岔步；两拳慢慢向两侧下落，在胸前环弧交会，然后再向两侧斜上方冲拳，拳心向前，拳眼斜相对，目视前方。意注掌心（图57）。

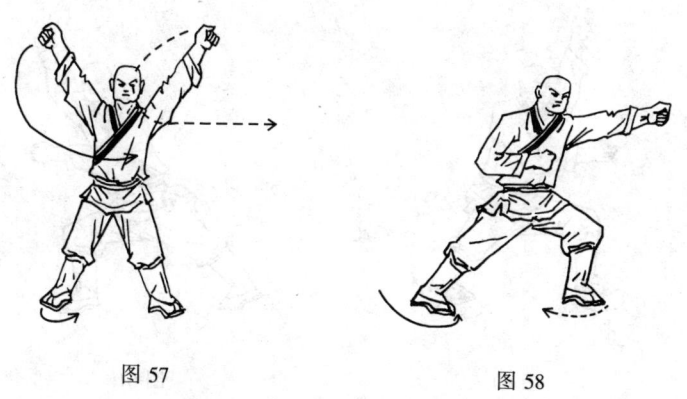

图57　　　　　　　　图58

（四）太师左托鞭法

两脚为轴，体向左转90°，使两腿变成左弓步；同时，右拳屈

57

肘，护于腰前侧，拳心向内，拳眼向上；左拳随身势向前环弧斜摆，拳心向右，拳眼斜向上，目视左拳。意注拳背（图58）。

（五）太师右托鞭法

两脚为轴，体向右转180°成右弓步；同时，右拳随身势向前摆出，拳高与头平，拳心向左，拳眼斜向上，左拳肘护于腰间，拳心向内，目视右拳。意注拳背（图59）。

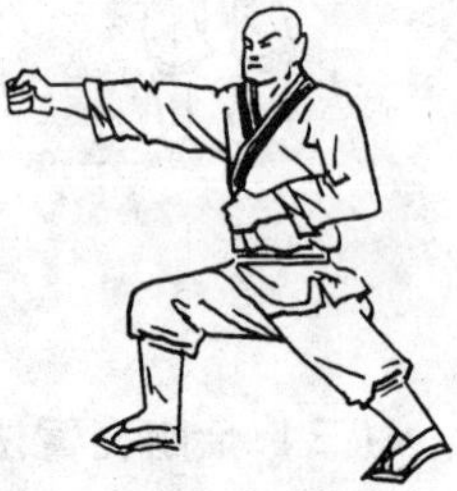

（六）猛虎右出洞法

两脚原地不动，右弓步不变；两拳变掌，右掌上架于头右上侧，掌心斜向左，掌指向上；左掌向前屈肘穿击，掌心向右，掌指向前，目视前方。意注右列缺穴（图60）。

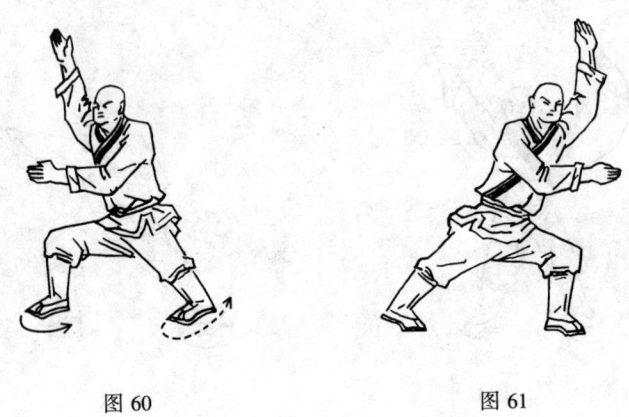

图59

图60　　　　　　　　图61

（七）猛虎左出洞法

以两脚为轴，体向左转180°成左弓步；同时，左掌随身势上架头上左侧,掌心斜向右,掌指斜向上;右掌向前穿击,掌心向左,掌指向前,目视前方。意注左列缺穴(图61)。

(八)右双枪出篷法

双脚为轴,体向右转 180°成右弓步;同时,两掌向前穿出,掌心相对,掌指向前,目视前方。意注十指(图62)。

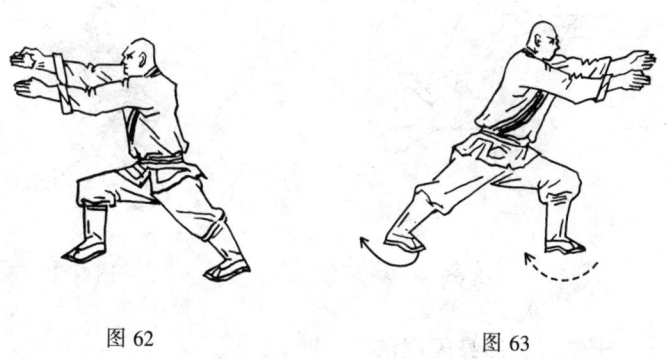

图62　　　　　　　图63

(九)左双枪出篷法

两脚为轴,体向左转 180°成左弓步;同时,两掌随身势向前穿出,掌心相对,掌指向前,目视前方。意注十指(图63)。

(十)右回身闪避法

两脚为轴,体向右转 180°成右虚步;同时,两掌随身势屈肘护于两肋外侧,掌心相对,掌指斜向前,目视前方(图64)。

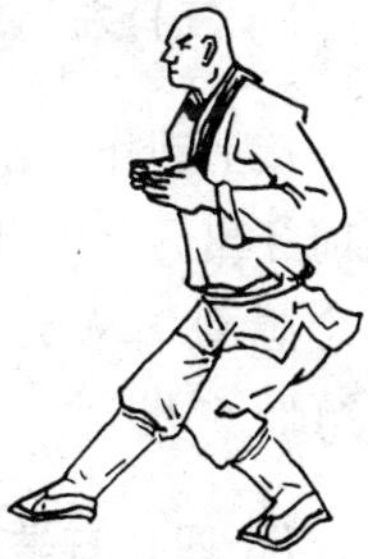

图64

(十一) 右乌龙进洞法

两脚不动,右腿前弓成右弓步,上身前探;两掌慢慢向前穿出,掌心相对,掌指向前。意念想到气从手指发出,目视前方(图65)。

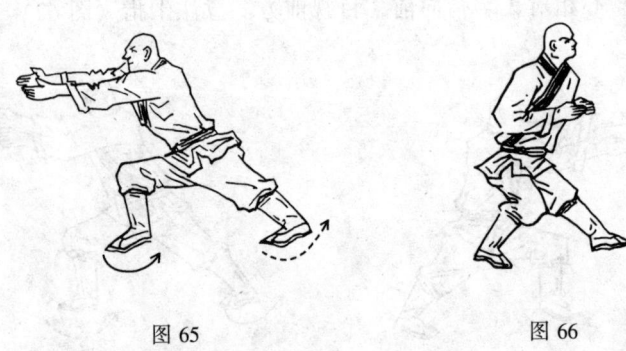

图65　　　　　　　　图66

(十二) 左回身闪避法

以两脚为轴,体左转180°,两腿屈膝成虚步;同时,两手随身势收回腰间,掌心相对,目视前方(图66)。

(十三) 左乌龙进洞法

接上动作。左腿前弓成左弓步;上身向前探;同时,两掌向前穿出,掌心相对,掌指向前。意念想到气从手指发出,目视前方(图67)。

(十四) 右举旗进兵法

两脚为轴,体向左转90°,收

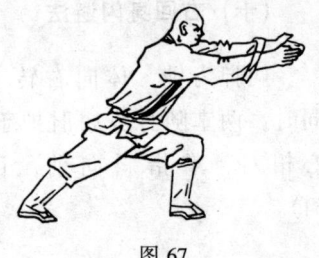

图67

左脚，与右脚成并步；同时，两臂随身势在胸前环弧，然后右掌上举于头右侧上方，掌心向前，掌指向上；左掌护于左大腿外侧，掌心向后，掌指向下，目视前方。意注掌心（图68）。

（十五）左举旗进兵法

两脚不动；左掌由下向上在左侧举起，展于头上左侧，掌心向前，掌指向上；右掌在右侧向外下降落于右大腿外侧，掌心向后，掌指向下，目视前方。意注掌心（图69）。

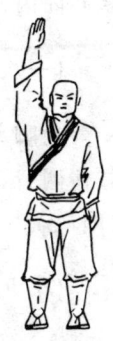

图68

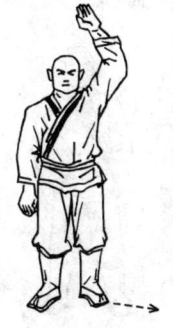 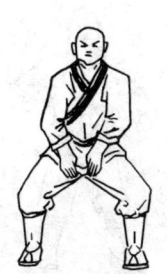 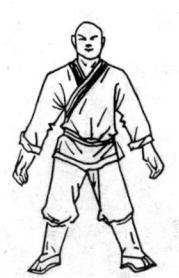

图69　　　　　图70　　　　　图71

（十六）海下取宝法

抬左脚，向左移半步，两腿屈膝半蹲成马步；同时，右掌在右侧向外上自动环弧，然后同左掌共同向下插去，掌心向内，掌指向下，目视前方。意注长强穴（图70）。

（十七）罗汉把门法

两腿直立成岔步；两掌随身势在身前由内向外垂臂斜展，

掌心向内，掌指向下，目视前方。意注巨厥穴（图71）。

（十八）老君观阵法

两脚大八字站立不变；两掌由两侧移向身后腰间，两掌紧按住两肾，掌心向内，掌指斜向下，目视前方。意注命门穴（图72）。

（十九）怀中抱月法

两脚不动，成小八字步站立，胸部挺直；同时，两掌向两下侧降落，再向外上侧环弧，然后再向内下降落于两大腿外侧，掌心向内，掌指向下，目视前方。意注中脘（图73）。

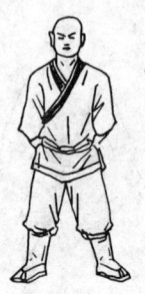
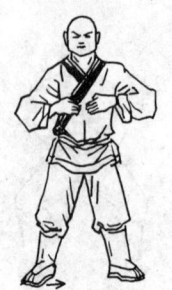
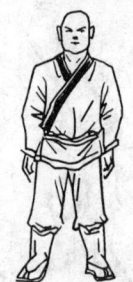

图72　　　　　　图73　　　　　　图74

收势归原

收右脚向内，与左脚成小八字步；同时，两手向上、向外、再向下划弧，两臂自然下垂，两手附两大腿外侧，目视前方（图74）。

第四章

少林达摩易筋经功法十二式

达摩易筋经是少林寺众僧最早演练的功夫之一。千余年之实践证明，确有养生之益。据传，易筋经是少林寺大乘禅祖师菩提达摩根据众僧锻炼身体之验所集成，约于宋代译撰成法诀，公开出版，广传于世。易筋经内则运气、用气，外则活动肢体，故"内外兼修，练者可得皮、得肉、得骨、得髓"。历代学者认为练此功法，可以使人体的神、体、气三者结合起来，经过循序渐进、持之以恒之锻炼，使五脏六腑、十二经脉及全身得到充分调理，又能平衡阴阳，疏筋活络，调整人体之新陈代谢，增强各部之生理功能，从而达到强健体质、抗疫祛病、抵御早衰、延年益寿之目的。

预备势

两足成小八字站立，胸部挺直；两臂自然下垂，五指并拢，附于大腿外侧；舌抵上腭，自然呼吸，气沉丹田，意守百会（图1）。

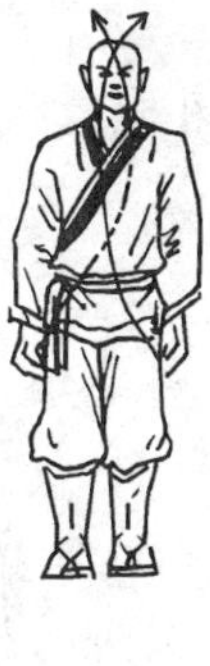

一、韦驮献杵第一式

图1

两手慢慢上抬，由下向头上缓缓划弧，使两掌在头上相附（图2）。

接上动作。两掌由上向两侧划弧,然后屈肘叠掌于肚脐前,右掌在上,左掌在下(图3)。

两手由内向外环展,然后由外向内环抱,两掌附按贴住膻中穴,目视前方。完成动作后持续半分钟(图4)。

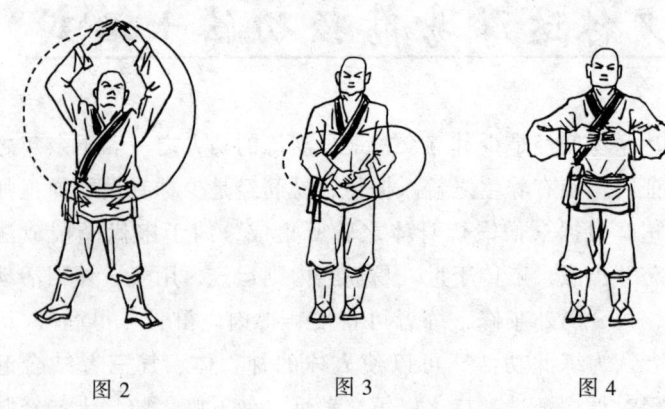

图2　　　　　图3　　　　　图4

二、韦驮献杵第二式

接上式。两足不动;两肘夹肋伸掌,掌心相对,掌指向前(图5)。

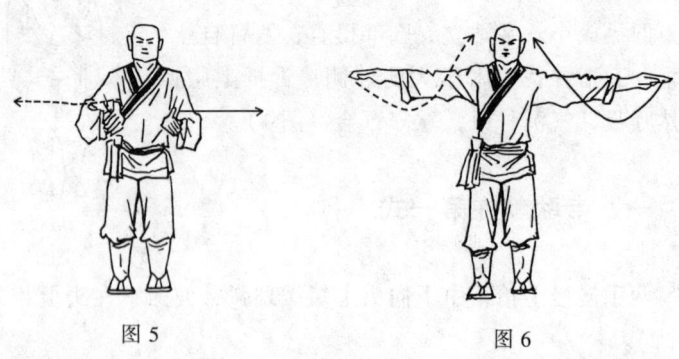

图5　　　　　　　　图6

64

第四章　少林达摩易筋经功法十二式

接上式。两手向两侧展臂，使两臂成一字状，同时，两足跟翘起，掌心向下，目视前方。意注眉心。(图6)。

三、韦驮献杵第三式

接上式。逆呼吸，两足跟落地；同时，两臂向内屈肘夹肋托掌，两掌心向上，掌指向后，目平视（图7）。

接上动作。两掌向上直臂托掌，使两手臂成U字形，掌心向上，掌指微向后（图8）。

接上动作。两足跟相抵翘起，两腕外转，使两掌指端贴近；同时咬齿，舌抵上腭，气布胸际。定式后静立半分钟（图9）。

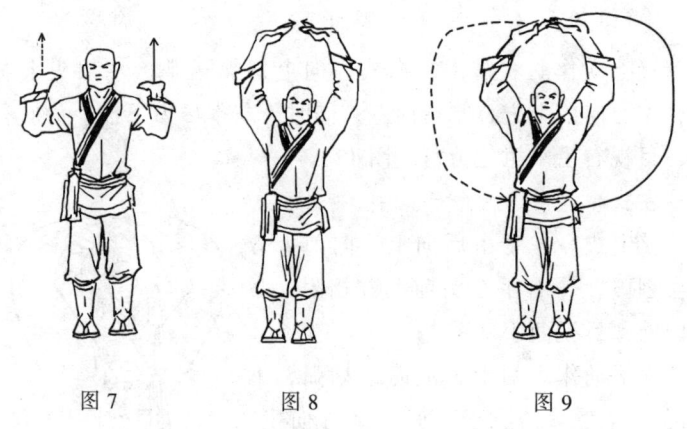

图7　　　　图8　　　　图9

四、接星换斗式

右式

接上式。逆呼吸，两足跟落地；同时，两掌向外、向下划

65

弧,然后两掌变拳,屈肘,抱于腰际,目平视(图10)。

接上动作。两拳变掌,右掌屈肘向左,停于下腹左侧,掌心向下;左手背于腰后,目视右手(图11)。

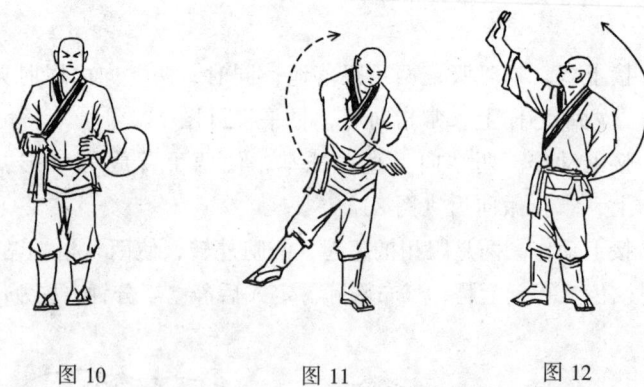

图10　　　　图11　　　　图12

接上动作。右掌由左向右、向上划弧运掌,掌架头上右侧,掌心向前上方,掌指向左;同时,左掌尽力下按,头向右扭,目视右手。意注劳宫(图12)。

左式

接上式。左手由后向上、向前上方交会划弧,与右手在头前上方相附,掌心向前,目视两手(图13)。

接上动作。两手由上向下划弧,下落腰际时变拳,抱于腰间,拳心向上,目视前方(图14)。

接上动作。两拳变掌,左掌屈肘向右,停于腹右侧,掌心向下;同时右手背于腰后,目视左手(图15)。

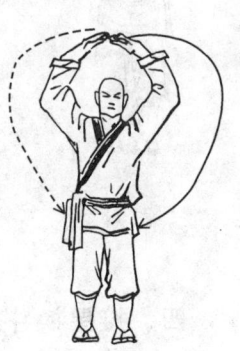

图13

接上动作。左掌由右向左、向上划弧运掌,掌架头上左侧，掌心向上；同时，右掌心向下，尽力下按，头向左扭，目视左手（图16）。

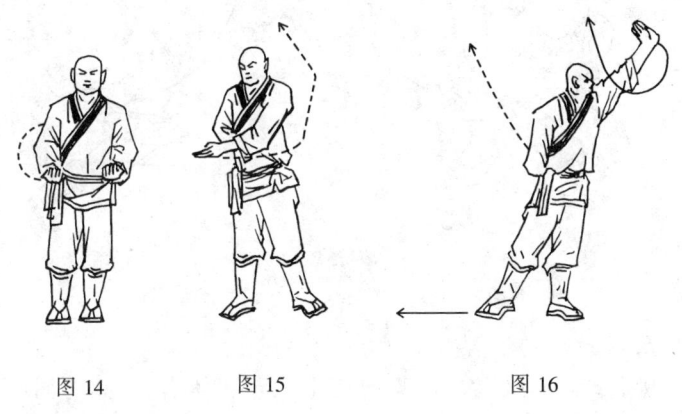

图14　　　图15　　　图16

五、倒拽九牛尾式

右式

接上式。逆呼吸，右脚向右跨一步，上体右转90°；同时，右手由后向前、向上方划弧，两手在头上两侧环展，掌心向外，目视前方（图17）。

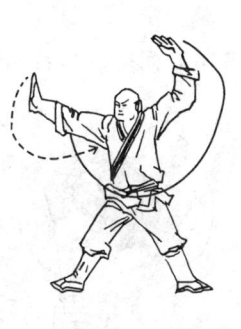

图17

接上动作。两掌变拳，然后屈肘、沉肩，两前臂交叉，抱于胸前，左臂在内，右臂在外，拳心向内；同时，右腿屈膝，左腿蹬直，使两腿形成右弓步，目视两拳。意守百会（图18）。

接上动作。用鼻呼气，右拳从怀内掏出，缓缓向前伸出，拳心向下；同时，左拳沿左腹侧向后缓缓后伸，拳心向下；左腿随身势向后滑移，使两腿成低势弓步。气贯右拳顶，意注眉

67

中，瞪睛，视右拳。定式后静立半分钟（图19）。

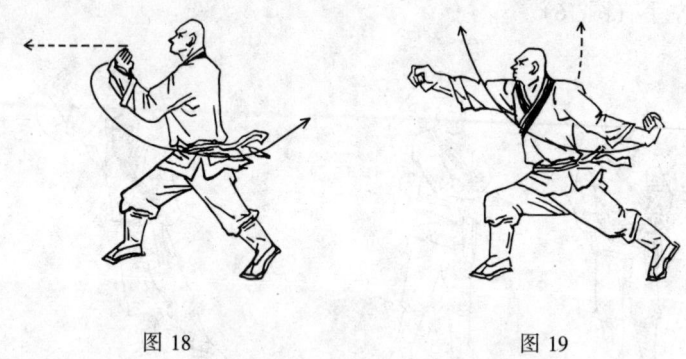

图 18　　　　　　　　　图 19

左式

接上式。鼻吸气，左脚向前上一步，体右转90°；同时，两拳变掌，随身向上，往两侧划弧，使两手在头上前方交会，两掌心向前，目视两掌（图20）。

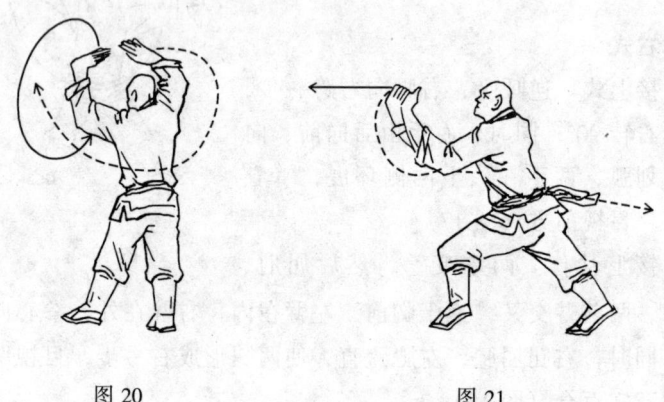

图 20　　　　　　　　　图 21

接上动作。上体左转90°；两掌变拳，然后屈肘，沉肩，使两手前臂交叉，相抱于胸前，右臂在外，拳心向里；同时左腿屈膝，右腿蹬直，使两腿成左弓步，目视两拳。意注百会

(图21)。

接上动作。用鼻呼气，左拳从怀中掏出，缓缓向前伸进，拳心向下；同时，右拳沿右腹侧向后缓缓后伸，拳心向上；右脚随身势向后滑移，使两腿成低势弓步。气贯左拳，意注眉心，目视左拳。定式后静立半分钟（图22）。

六、击爪亮翅式

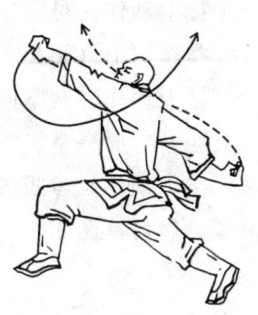

图22

接上式。逆呼吸，左腿后退一步，与右脚成并步；同时，两拳变掌，向上、往两侧划弧（图23）。

接上动作。两掌继续向下划弧，然后绕腋下旋掌一周，两臂夹肋，屈肘亮掌，掌心向前（图24）。

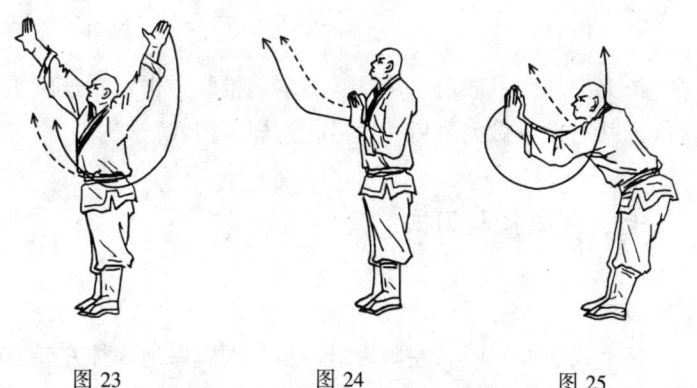

图23　　　　图24　　　　图25

接上动作。鼻吸气，两掌向前缓缓推出，掌心向前，掌根尽力外挺，然后两掌转腕相击（音亮）。同时挺颈，怒目（图25）。

接上动作。鼻吸气,两掌由前向上、往两侧划弧,掌心向外,掌指向上(图26)。

接上动作。两掌向下往内,在腋下旋掌划弧一周,使两前臂夹肋,屈肘亮掌,掌心向前(图27)。

接上动作。鼻吸气,两掌缓缓向前推出,掌心向前,同时挺颈,怒目(图28)。

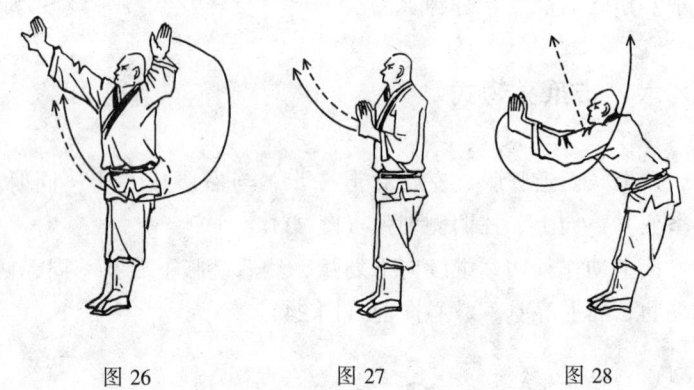

图26　　　　　图27　　　　　图28

依上法划弧、屈肘、旋掌、亮掌、推掌、击掌,连续重做六次,共七次,做完最后一次后,意守天门穴。

七、九鬼拨马刀式

右式

接上式。顺呼吸,左脚后退一步,两脚碾地,体左转90°;同时,两手随身势向上往两侧划弧(图29)。

接上动作。两掌下行至腹侧时变拳,抱于腰际,拳心向上,目视前方(图30)。

接上动作。两拳变掌,右掌屈肘向左,停于腹左侧,掌心向上；左掌背于腰后，掌心向上，目视右手（图31）。

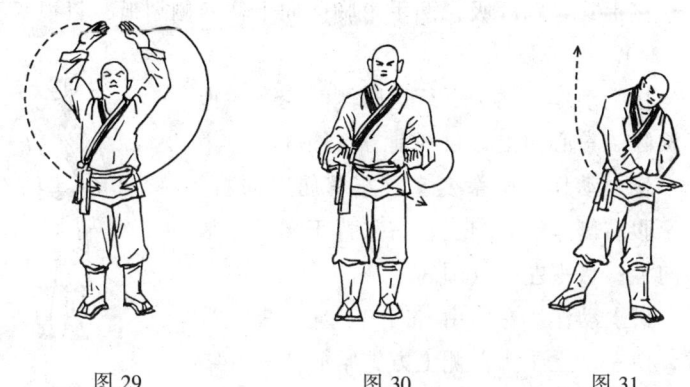

图29　　　　　　　图30　　　　　　　图31

接上动作。右手由左向右、向上裹掌、举臂，使右掌立于头右侧上方，掌心向前，掌指向上，目视右手（图32）。

接上动作。当手臂高于头上时，拨肩、屈肘、落掌、弯腰，使右掌附按左脸面前处，如抱头状，然后颈向右扭；同时左手在腰后，尽力上抬，掌心向下。定式后静立半分钟（图33）。

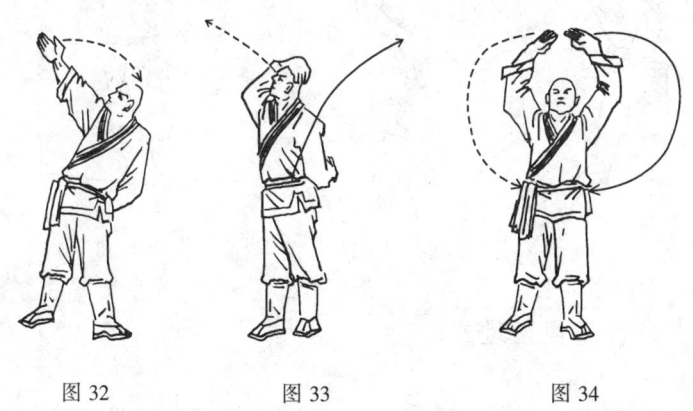

图32　　　　　　　图33　　　　　　　图34

左式

接上式，顺呼吸，两手由胸前向上往两侧划弧，目视两手（图34）。

接上动作。两掌下行至腹侧时变拳，抱于腰际，拳心向上，目视前方（图35）。

接上动作。两拳变掌，左掌屈肘向右，停于腹右侧，掌心向上；右掌背于腰后，掌心向上，目视左手（图36）。

接上动作。左手由右向左、向上裹掌举臂，使左掌立于头左侧上方，掌心向前，掌指向上，目视左手（图37）。

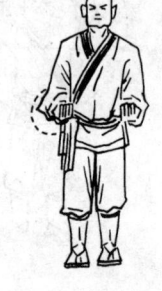

图35

接上动作。当前臂高于头上时拨肩、屈肘、落掌、弯腰，使左掌附按右脸面前处，如抱头状，然后颈向左扭；同时右手在腰后尽力上抬，掌心向下。定式后静立半分钟（图38）。

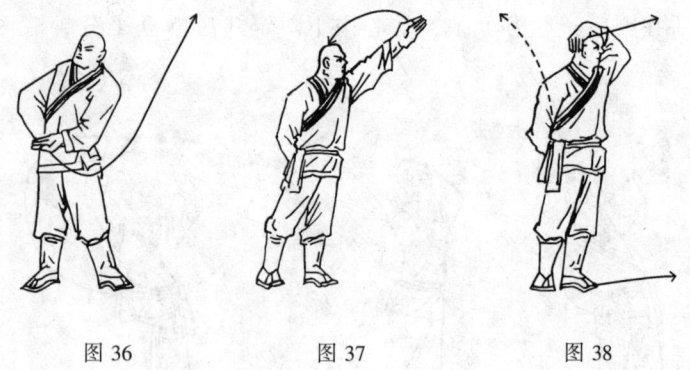

图36　　　　图37　　　　图38

八、三盘落地式

接上式。自然呼吸，上体右转90°；左脚向左跨一步；右手向上，与左手在头上前方相会，使两掌相附，掌心向前（图39）。

接上动作。自然呼吸，两手由上向下划弧，停于下腹前两侧，掌心向上（图40）。

接上动作。鼻吸气，两臂屈肘上抬，两掌缓缓上托，如有重物，高与胸平，然后翻掌向下（图41）。

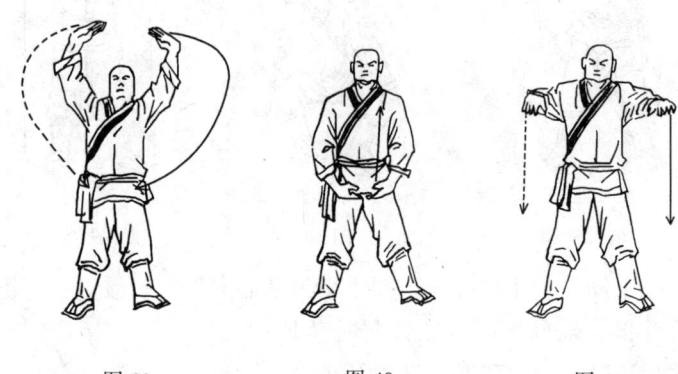

图39　　　　图40　　　　图41

接上动作。用口吸气，两手缓缓沉臂下按，掌指外撇；两腿随势成马步，使两掌停于膝上外侧。定式后舌抵上腭、瞪睛，意注牙齿，静蹲一分钟（图42）。

接上动作。鼻吸气，两脚起立；同时，两手翻为掌心向上，两臂屈肘上抬，两掌缓缓上托，如有重物，高与胸平，然后翻掌向下（图43）。

接上动作。用口呼气，两手翻为掌心向下，徐徐下按；两腿随势下蹲成低势弓步，使两掌停于膝下外侧。定式后舌抵上

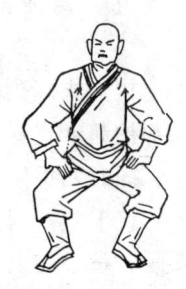

图42

腭、瞪睛，意注牙齿，静蹲一分钟（图44）。

接上动作。鼻吸气，两腿起立；同时两掌翻为掌心向上，缓缓上托，如有重物，高与胸平，然后翻掌向下（图45）。

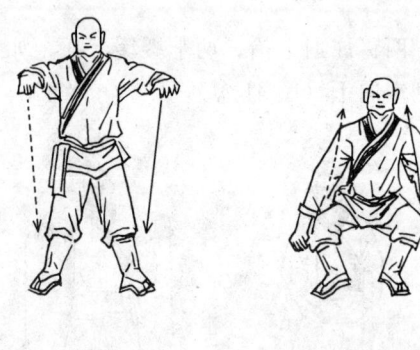

图43　　　　　图44 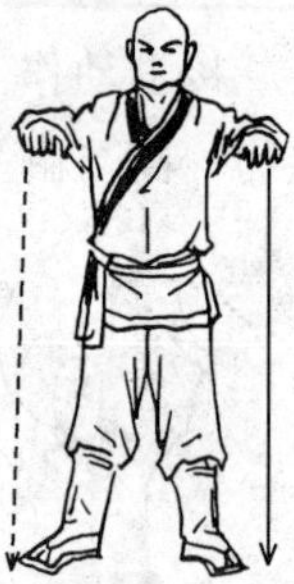　　　　　图45

接上动作。用口呼气，两手翻为掌心向下，缓缓下按，沉至使臀部、双膝、两掌三部同时落地。定式后舌抵上腭、瞪睛，意注牙齿，静卧一分钟（图46）。

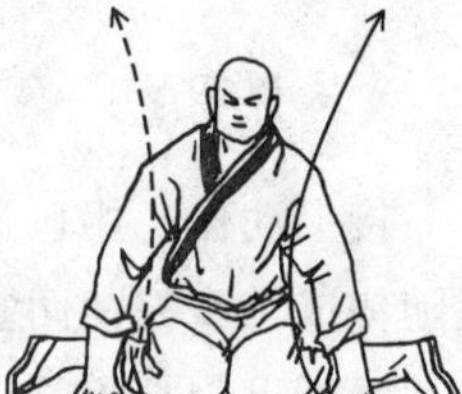

九、青龙探爪式

接上式。顺呼吸，两手十指撑地，臀部抬起，直身，收左脚与右脚成八字步；同时两手向上在头前上方划弧、交会（图47）。

图46

接上式。两手由上向两侧下方划弧，然后两掌变拳，抱于腰际，拳心向上（图48）。

右式

接上动作，鼻呼气，右拳变掌，向右侧展臂运掌，左手抱拳于腰间，目视右手（图49）。

接上动作。右手向左侧屈肘探爪，使右手腕部贴于左肩端上部，使右前臂贴颈，掌心向后，掌指向左，上体右转，目视左侧（图50）。

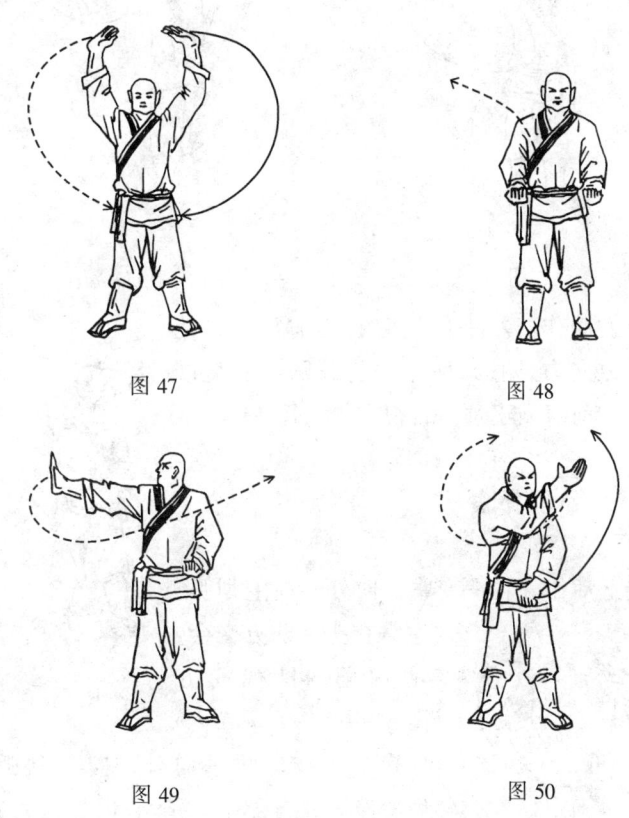

图47　　　　　　　　　图48

图49　　　　　　　　　图50

左式

接上动作。左拳变掌，向外、向上划弧，然后与右手在头上前方交会，掌心向前（图51）。

接上动作。两掌下行腹侧时右掌变拳，抱于腰际，拳心向上；同时，左手向左侧展臂运掌，目视左手（图52）。

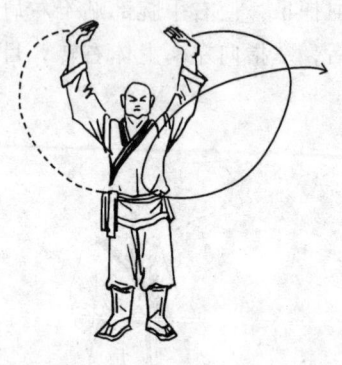

图 51

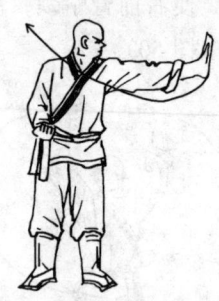

图 52

接上动作。左手由左向右屈肘探爪,使全臂尽力向右伸长,使左手腕部贴于右肩端上部,左前臂贴于颈,目视右侧(图53)。

十、卧虎扑食式

接上动作。右拳变掌,向外、向上划弧,与左掌在头上前方交会,掌心向前,目视前方(图54)。

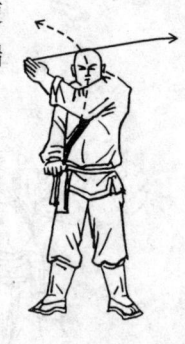

图 53

接上动作,两手向外、向下划弧,然后变拳,抱于腰际,拳心向上,目视前方(图55)。

接上动作。右脚向右移一步;同时,两拳变掌,由下向上经胸、面在头上交会(图56)。

接上动作。以两脚为轴,体向右转

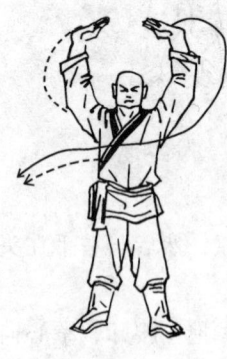

图 54

90°；两手以肩关节为轴，由前向后、向下往前划弧，使两手向前下方伸臂，高与脐腹平，掌心向下，目视两手（图57）。

接上动作。用鼻吸气，两手由前向下垂臂，使两掌附两胯外侧，掌心向前；同时两足尖翘起，足跟立地，上体后仰（图58）。

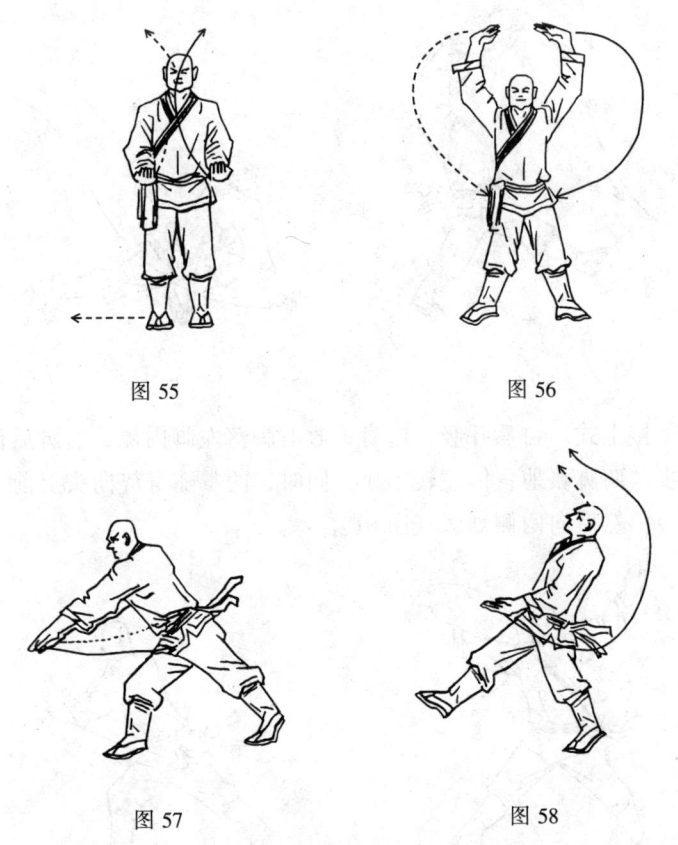

图55　　　　　　　　图56

图57　　　　　　　　图58

接上动作。两臂以肩关节为轴，由前向后、反上、往前抡臂一周，当两臂转至头前时，呼气，抖爪，目视两手（图

59)。

接上动作。两爪缓缓向前下按,同时上体前俯,右腿屈膝,左腿向后滑动,使右腿全蹲,两手着地,左腿附地伸直,足跟竖起,足尖点地。然后拨肩、仰头、瞪目、塌腰,形如扑食,意守十爪尖,定式后静持半分钟(图60)。

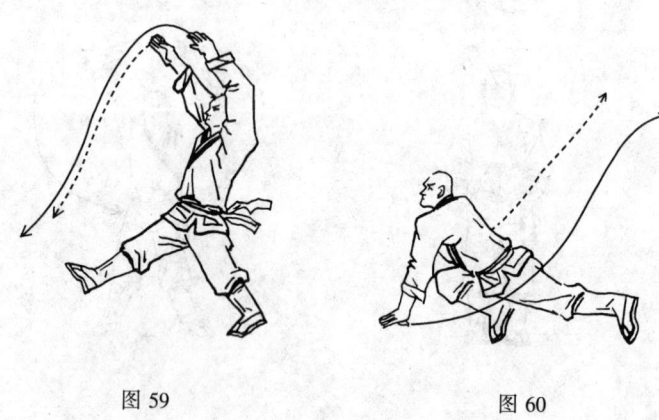

图59　　　　　　　　图60

接上式。自然呼吸,起身,收右脚落左脚内侧,右脚后倒一步,两脚碾地,体左转180°;同时,两掌随身势向头上前方相会,然后向两侧划弧(图61)。

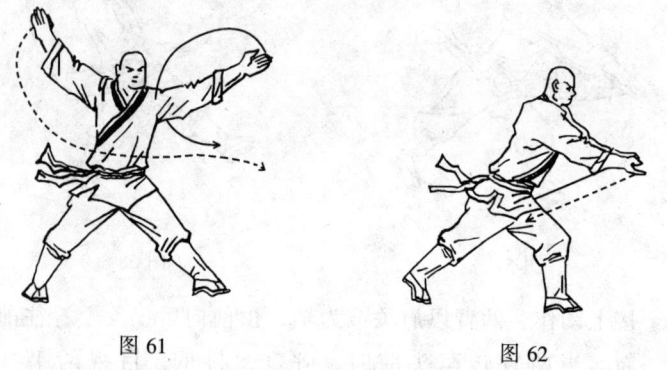

图61　　　　　　　　图62

接上式。两手以肩关节为轴,由前向后、向下、再往前下方划弧,伸臂托掌,高与腹平,掌指向前,目视两掌(图62)。

接上动作。鼻吸气,两手由前向下垂臂,使掌附两胯外侧,掌心向前;同时左脚尖翘起,足跟着地,上体后仰(图63)。

接上动作。两手以肩关节为轴,由前向后翻上,向前抡臂一周,当两手抡经头前时呼气抖爪(图64)。

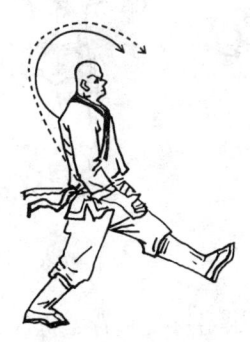

图63

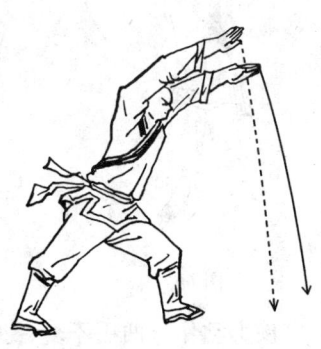

图64

接上动作。两手缓缓向前下方按。同时,上体前俯,拨肩、塌腰、仰头、瞪睛,意注十爪尖,定式后静立半分钟(图65)。

十一、打躬式

接上式。顺呼吸,起身,以两脚为轴,体右转90°;同时,两手随身向头上前方划弧,掌心向前,目视两手

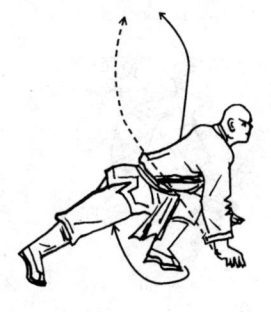

图65

(图66)。

接上动作。收左脚向内落半步；同时，两手由上向外、向下划弧，然后变拳，抱于腰际，目视前方（图67）。

接上动作。抬左脚向左跨半步；两手向两侧平展，然后两手屈肘向后，两掌心掩塞两耳，两肘向外扩张（图68）。

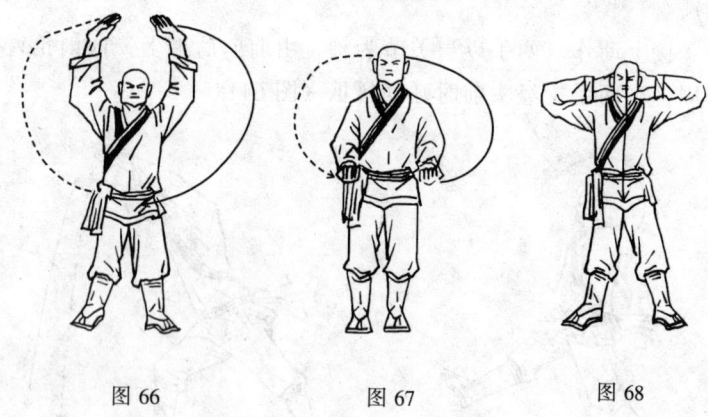

图66　　　　图67　　　　图68

接上动作。两手不变，上体前俯，弓腰、垂背、挺膝，头部沉至平胯。定式后静立半分钟（图69）。

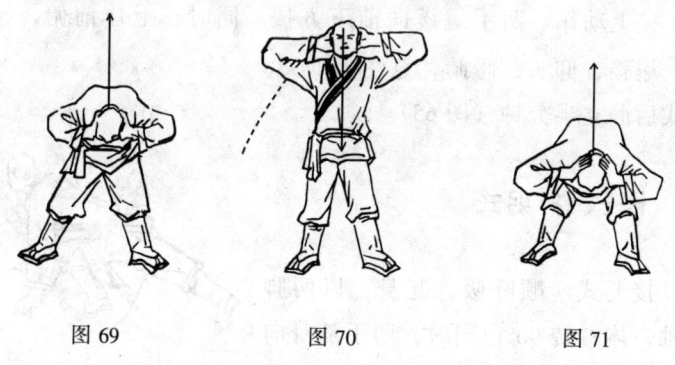

图69　　　　图70　　　　图71

接上动作。用鼻吸气,两手不变;上体缓缓起立(图70)。

接上动作。用口呼气,两手附按后项,上体缓缓前俯,弓腰、垂背、挺膝,头部沉至胯下。定式后静立半分钟(图71)。

接上动作。用鼻呼气,两手不变,上体缓缓起立(图72)。

接上动作。用口呼气,两手不变;上体缓缓前俯,弓腰、垂背、挺膝,头部沉至膝下。定式后静立半分钟(图73)。

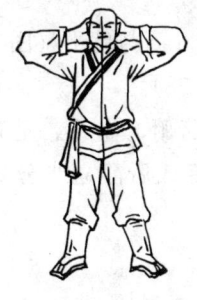

图72

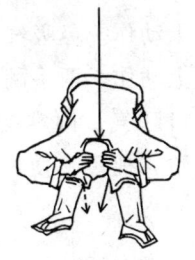

图73

十二、调尾式

接上式。顺呼吸,起身,两手轻按颈部皮肤,向胸前滑按下落(图74)。

接上动作。两手经过胸中时绕面部向上,使两手在头上方相附,然后再向两侧划弧,掌心向下,目视前方(图75)。

接上动作。两掌由上向下,端于下腹两侧,掌心向上,目视前方(图76)。

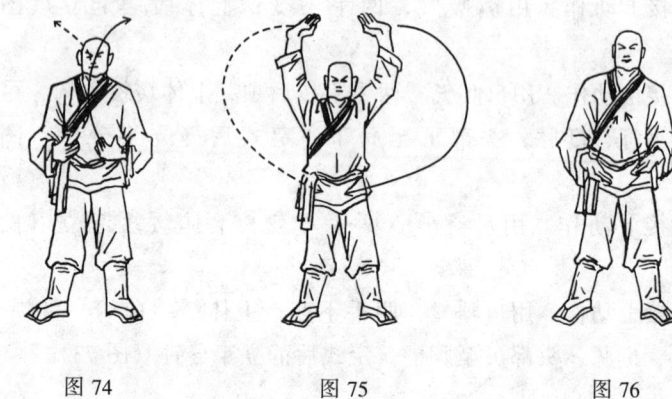

图 74　　　　　　图 75　　　　　　图 76

接上动作。鼻吸气,两手缓缓上抬,高与乳平(图77)。
接上动作。两手翻为掌心向下(图78)。
用口呼气,两掌缓缓下按,上体前俯,塌腰、垂背、昂头、瞪睛、视鼻,使两手沉至平膝。定式后静立半分钟(图79)。

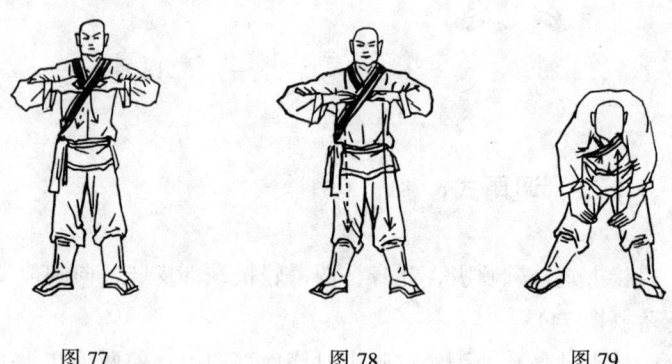

图 77　　　　　　图 78　　　　　　图 79

接上动作。两手翻为掌心向上,鼻吸气,起身,两臂屈肘上抬,使两掌高与乳平(图80)。
接上动作。两手翻为掌心向下,用口呼气,两掌相附,缓

第四章 少林达摩易筋经功法十二式

缓前俯、塌腰、垂背、昂头、瞪睛、视鼻，使两掌下按，沉至过膝（图81）。

接上动作。两手翻为掌心向上，用鼻吸气，起身，两臂屈肘上抬，使两掌高与乳平（图82）。

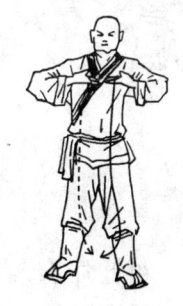
图80

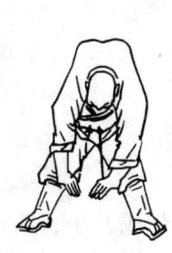
图81

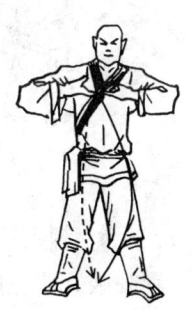
图82

接上动作。用口呼气，两掌翻为掌心向下，两掌相附，缓缓下按，塌腰、垂背、昂头、瞪睛、视鼻、挺肘、伸膀，两掌接近地面，同时两足跟翘起。定式后静立半分钟（图83）。

依上法重做6次，共抬臂下按、翘起足跟、足跟落地21次，挺肘、伸膀、两掌接近地面7次（每3次下按，抬臂、翘跟3次，挺肘、伸膀、两手接近地面1次）。

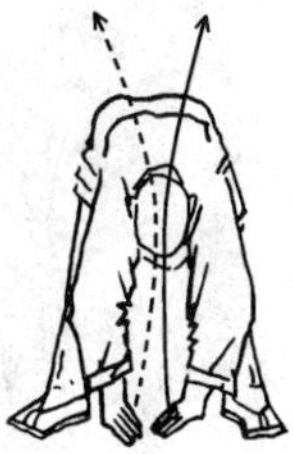

图83

收势

接上式。起身，鼻吸气；同时，两手由下经腹、胸、面部向上，在头前上方交会，然后向两侧下方划弧（图84）。

使两掌停于下腹两侧，掌心向上（图85）。

自然呼吸，两掌由下向上划弧，在头前上方合掌成人字形，目视两手（图86）。

83

少林气功秘集

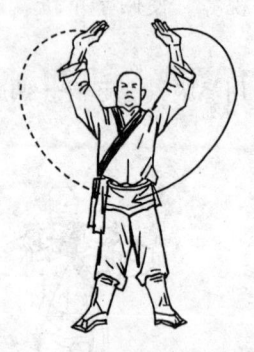

图 84

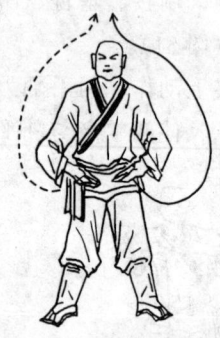

图 85

顺呼吸，收左脚与右脚成并步；两掌合拢，由上向下缓缓下降，屈肘、合掌，停于胸前正中，掌指向上，目视前方（图87）。

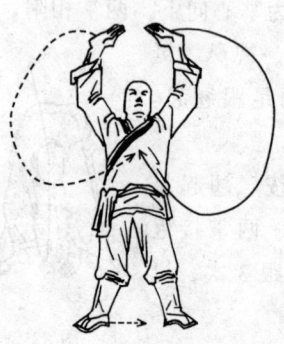

图 86

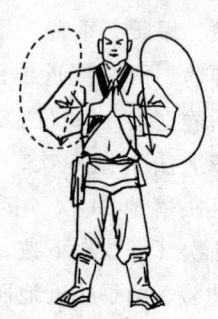

图 87

84

第五章

少林柔功三十一式

此功是内功向外功过渡的初级功法。虽已动其力,露其形,但仍具运气施柔、动而轻微、形姿简单的特点,故称柔功。适于年老体弱者和初习气功者练习。

一、平和架骑马式

平身正立,两足间距与两肩同宽。

两手掌朝上平摊,与腰相平,不可过宽,两手内转,手背朝上,仍与腰平(图1)。

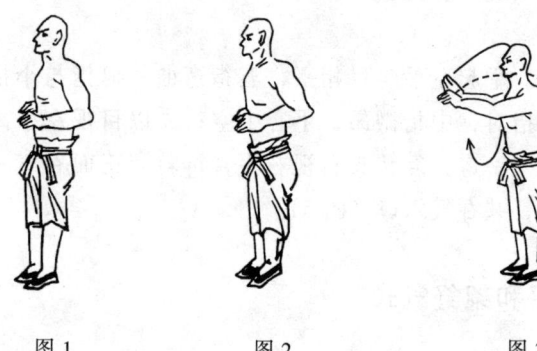

图1　　　　图2　　　　图3

两手从旁平摩,作一圆圈,加摩顶之状(图2)。

两手向前伸直,手心向前,十指朝上,高约与乳平,吞气一口。略定片刻,约三呼吸(图3)。

以后,凡吞气后目视,无论左右上下,皆以三呼吸为率。

左脚向左横开一步,左腿屈,右腿直;左手按在左大腿面上,拇指向后;右手由耳后绕下,五指捏拢,指尖向后作雕手(图4)。

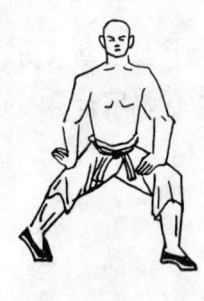
图4

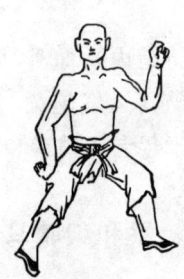
图5

二、平和架望月式

承上式。举起左手与目相平,五指弯曲,拇指与小指对,食指与无名指对,中指微昂,手心中空;先以目视左手高低,转回正面吞气一口,复转头右视右手,再转回正面吞气一口,左右各三次,共吞气六口(图5)。

三、平和架舒气式

平身正立,足距与两肩同宽;两掌朝上平摊,高与十二肋相平(图6、图7)。

第五章 少林柔功三十一式

图6　　　　　图7　　　　　图8

四、武功头初式

左腿屈，右腿直；左手按在左大腿面上，拇指向后，右手由耳后绕下，作刁手，正面吞气一口，转头左视（图8）。

五、武功头二式

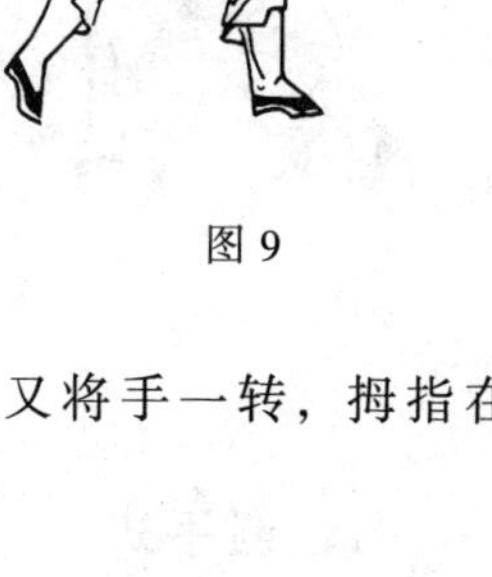

承上式。左臂向左伸直，手背朝上（图9）。

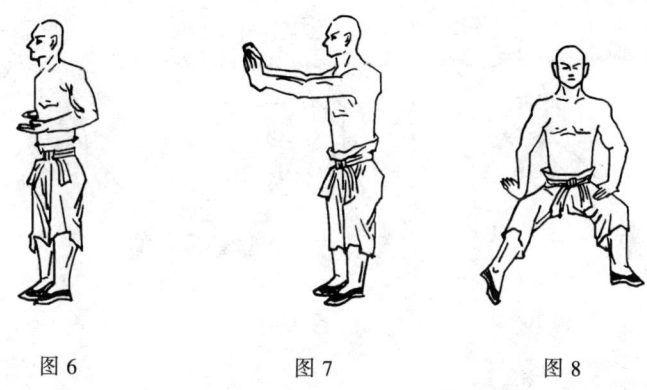

图9

随势将手收回平按，臂伸直，又收回，来回两次（图10）。将平胸之手一转，掌心封胸，吞气一口（图11）。又将手一转，拇指在下，中指在上，转头左视（图12）。

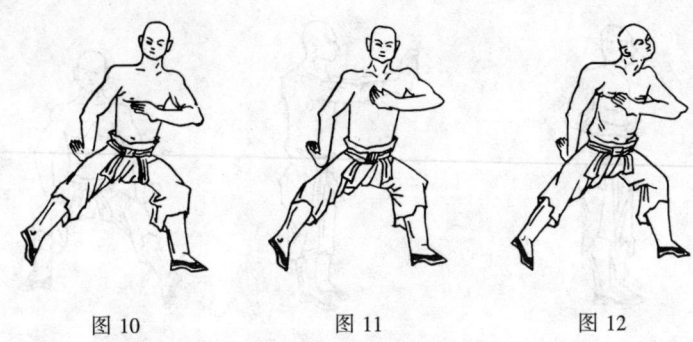

图 10　　　　　图 11　　　　　图 12

六、武功头三式

承上式。将平胸之手,由耳后仰掌,向左伸出(图13)。左手随势经耳后收回,握拳平胸,手背向上,吞气一口,转头左视,右亦相同(图14)。左右各三次,共吞气十八口。

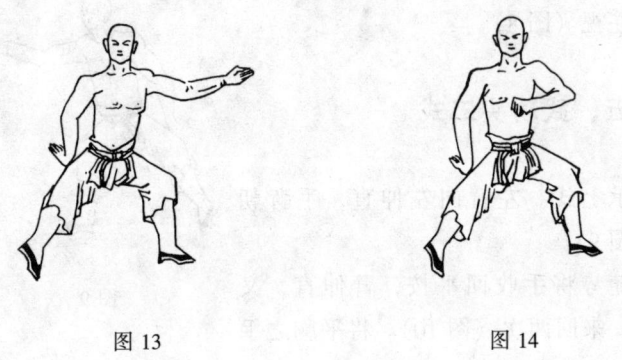

图 13　　　　　　　　图 14

七、巡手式

平身正立,两足相距一尺五六寸;两臂屈肘向前平伸,然后屈肘立臂,两手腕直竖。五指散开,两掌相对,托住脸颊（图 15）。

八、玉带式

承上式。两掌分开,由耳后按下,推至腰间,约与脐平,十指尖两边遥对,离身约三寸,如叉腰状,吞气一口（图 16）。

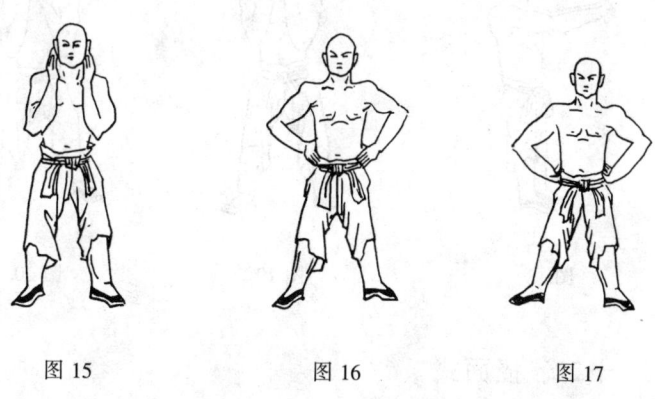

图 15　　　　　图 16　　　　　图 17

九、垂腰式

承上式。将两手握拳对腰,手背朝下,正面吞气一口（图 17）。

十、提袍式

承上式。两拳放开,由肋下转出,臂向前平伸,如提物状,正面吞气一口（图 18）。

十一、幞面式

承上式。将两手分开,由肋下转出头上,两手与头相离七八寸许,十指散开,指头斜对,拇指尖垂下与目相平,使两手覆盖面部,吞气两口(图19)。

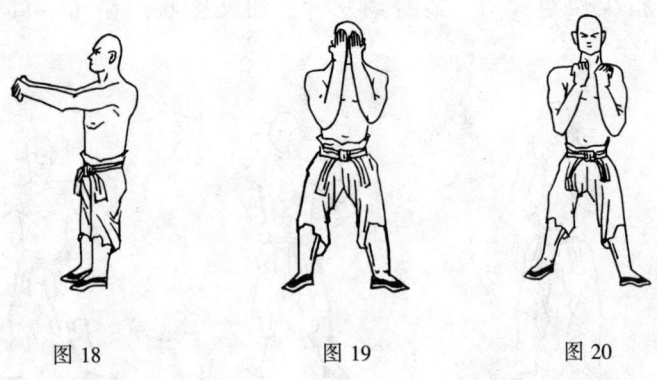

图 18　　　　　　图 19　　　　　　图 20

十二、搔面式

承上式。两手掌汇于颔下,两小指相并,两肘相并,随势上伸过下颔(图20)。

然后十指渐勾握拳,住颔颏下,再将十指散开,两拇指相并,伸手过额,又将小指相并,十指渐勾握拳,仍住颔颏下,再屈肘上架头额两侧(图21)。

十三、朝笏式

承上式。将两拳拉开,与肩相平,如抱物之状,手背朝上，两拳遥对，相离一尺八九寸，正面吞气一口（图22）。

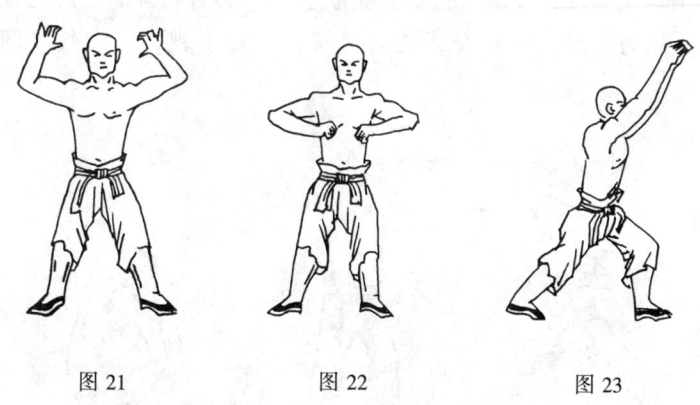

图21　　　　　图22　　　　　图23

十四、偏提式

侧身斜立，左腿屈，右腿直；两手指交叉，用力上举过顶（图23）。

然后弯腰如作揖状，反掌下按至脚背，再合拱提起，在膝颏之间用力一甩，身腰随直（图24）。

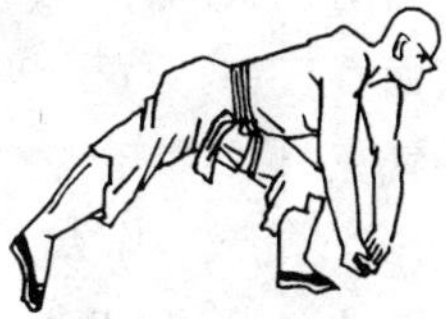

将两手分开，由耳后绕至胸前，握拳屈肘作圈式，两拳遥对，相离一尺八九寸，手背朝上，吞气一口（图25）。右亦相同。左右各三次，共吞气六口。

图24

十五、正提式

两脚正立，相离一尺五六寸，两手指交叉，上举过顶（图

26)。

渐次弯腰，反掌下按如作揖状至地，再合拱提起，约与腰平，用力一甩，腰随身，使背弓头沉，目上视，微吐气（图27）。

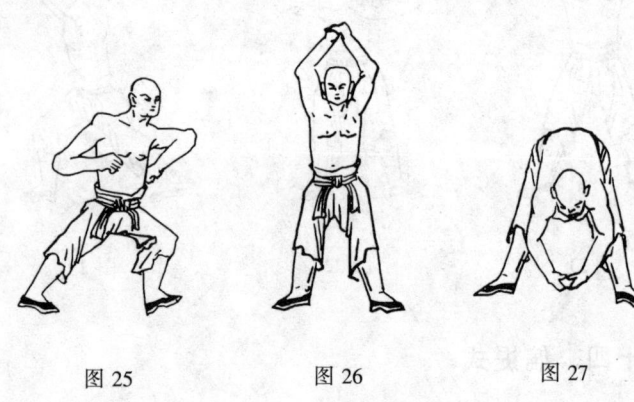

图25　　　　图26　　　　图27

将手分开，由耳后绕至胸前握拳，两臂屈肘，状如抱物，两拳相距一尺八九寸，正面吞气一口（图28）。如此重复三次，共吞气三口。

十六、薛公站式

承上式。两手十指伸直，由耳后绕下平乳（图29）。

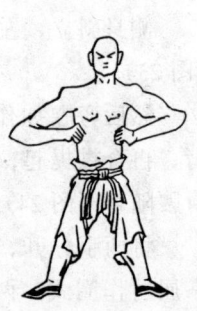

图28

下按至脐，由平乳至平脐，一气顺下，并不停留，至平脐时，方暂停（图30）。

两手一转由肋下绕出，仰掌平托与肩齐，距头四五寸，手要端正，拇指在臂之前，其余四指在肩后（图31）。

第五章 少林柔功三十一式

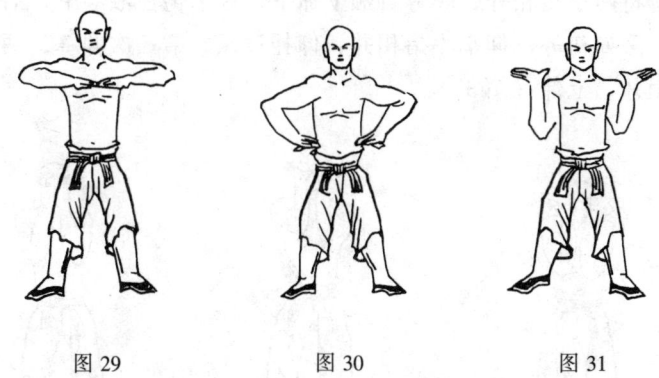

图 29　　　　　图 30　　　　　图 31

体向左转 90°，两手合并，与额颏相平，两手小指紧挨，掌心朝上，腕肘贴紧上托（图32）。

继上动作。向上仰托，高度过额，目视两手（图33）。

十指变勾，握拳与额颏相平（图34）。

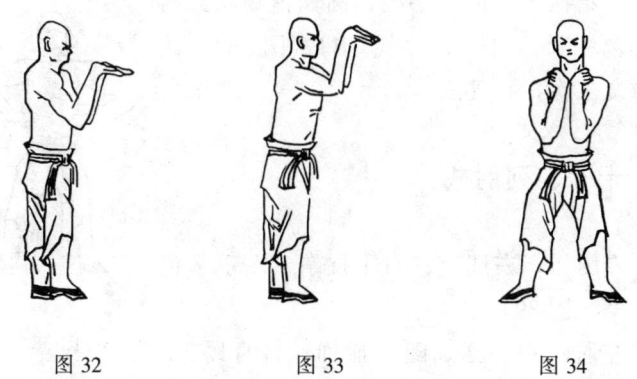

图 32　　　　　图 33　　　　　图 34

两拳放开，掌心朝上，两拇指相并，上托过肩，目视前方，吞气两口（图35）。

仰托过额，两小指相并，顺势从额上抓下，握拳仍与额颏平；复舒拳又如初势，仰掌小指相并，仰托过额（图36）。

93

将两小指相并，顺势自额上抓下，握拳仍住额颔下，后舒拳，又如初势，仰掌小指相并，仰托过额，第三次仰掌，两小指相并，上伸（图37）。

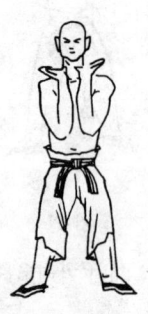
图35

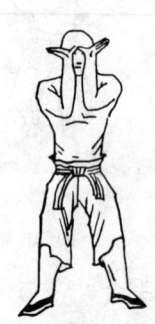
图36

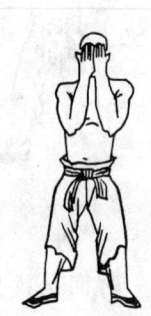
图37

．十指抓下，握拳平列，圆如抱物状，两拳相离一尺八九寸，吞气一口（图38）。此式重复三次，吞气三口。

十七、列肘式

左腿屈，右腿直；右手握拳，左手掌包住右拳（图39）。

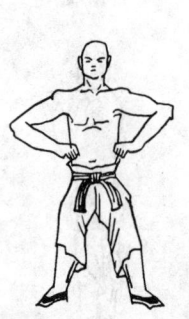
图38

左肘向左一送，随即撤回；将身蹲下，左腿伸直，右腿屈，右肘上抬（图40）。

起身，左腿屈，右腿直，身向左探，吞气一口；右肘随势抬上，眼望左脚前六寸许（图41）。右亦相同，左右各三次，共吞气六口。

第五章 少林柔功三十一式

| 图 39 | 图 40 | 图 41 |

十八、伏膝式

左腿屈，右腿直，右手按在左腿上，离膝盖二寸余，左手加右手上，身侧而俯，面向左平视，吞气一口，背拱，项直，眼下视足尖前六寸许（图42）。右亦相同，左右各三次，共吞气六口。

十九、站消式窝裹炮

左腿屈，右腿直；左手覆掌平心口，右手仰掌平脐，指皆伸直，目视前方（图43）。

两手各顺势横拉、握拳，左拳平乳，约离八九寸，拇指在内；右拳平肋约离寸余，拇指在外，正面吞气一口，将头左视（图44）。

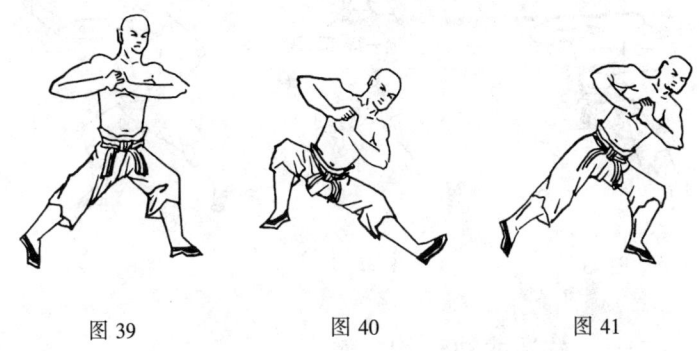

图 42

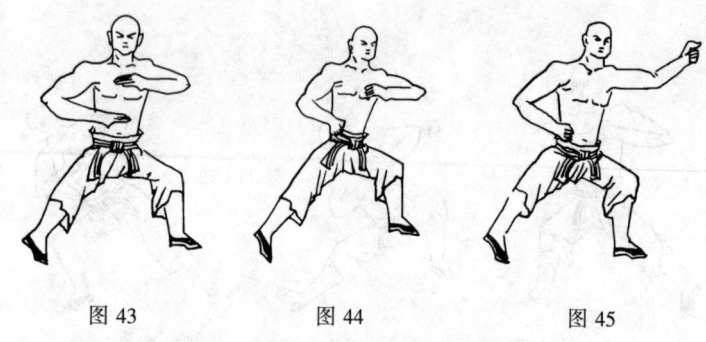

图 43　　　　　图 44　　　　　图 45

二十、站消式冲天炮

承上式。左手拳放开，自下往上一绕，随即握拳向上竖立，与头角相平，正面吞一口气，转头视左手寸口；右拳屈肘抱于腰间（图45）。

二十一、站消式穿心炮

承上式。左拳放开，竖掌与耳后一转，即握拳屈肘立于左侧，高与头顶相平，吞气一口，转头左视（图46）。右亦相同，左右各三次，共吞气十八口。

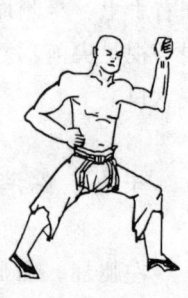

图 46

二十二、打谷袋式冲天炮

左腿屈，右腿直，右手持袋，左手由肋下一绕，屈肘，握拳上竖高过头顶，吞气一口（图47）。

右手击打左臂内侧，由肩胛起密密顺打至手指，约十余下

(图48)。每打时,须顺打而下,不可逆打。如打时有脱漏之处,不可补打。

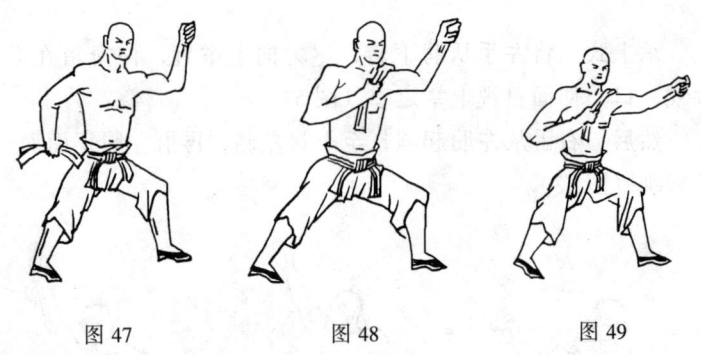

图47　　　　　图48　　　　　图49

二十三、打谷袋式穿心炮

承上式。左拳放开,由耳后一转,即握拳向左伸直,拳背朝上,吞气一口;右手持袋,击打左臂外侧,由肩胛起顺打至指尖(图49)。

二十四、打谷袋式雕手

承上式。左手向耳后绕过,作刁手,吞气一口;右手持袋,顺打左臂肘外侧,由肩胛起至小指侧止(图50)。

二十五、打谷袋式小冲天炮

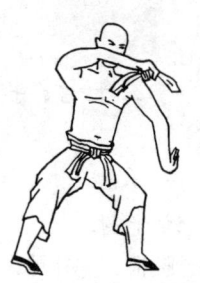

图50

承上式。左手一转,握拳上竖作冲天炮式,吞气一口;右手持袋,由左肩胛起,顺打至左手拇指侧止(图51)。

二十六、打谷袋式扛鼎

承上式。将左手从肋下转,尽力向上举直,伸拇指在后,吞气一口,仰面目视上举之手(图52)。

然后,右手从左肋起顺打至小腹左侧,再沿左腿正面而下至脚趾(图53)。

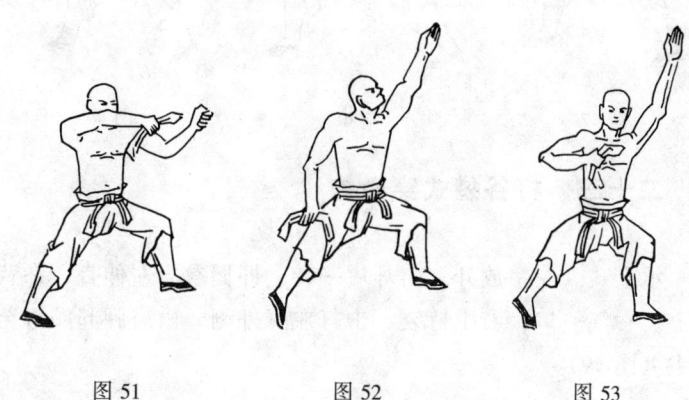

图51　　　　图52　　　　图53

二十七、打谷袋式盘肘

承上式。左拳放开,由耳后绕下,即屈肘握拳平胸,吞气一口;右手从左腋下起,斜打至腰根、左外踝,转至左小趾侧止(图54)。

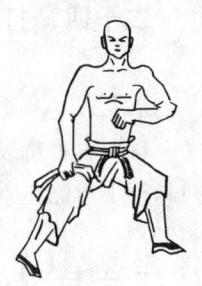

二十八、打谷袋式雕式

图54

承上式。左拳放开,由耳后一转,作雕手,吞气一口;右手持袋，从骨盆左下起，顺打至肚腹左，再横打至肚腹右（图55）。换左手持袋，由右横打至肚腹左，右手掩护外肾，左手再转自（握拳）小腹打起，从左腿内侧打至左脚趾，如腹中有病可多打几遍。

二十九、打谷袋式伏膝式（之一）

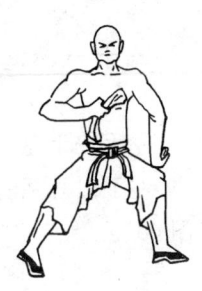

图 55

左腿屈，右腿直；右手按左腿，左手亦按于袋上，吞气一口（图56）。

三十、打谷袋式伏膝式（之二）

两手过顶打左脊背二十下，不可以打着中间脊柱（图57）。

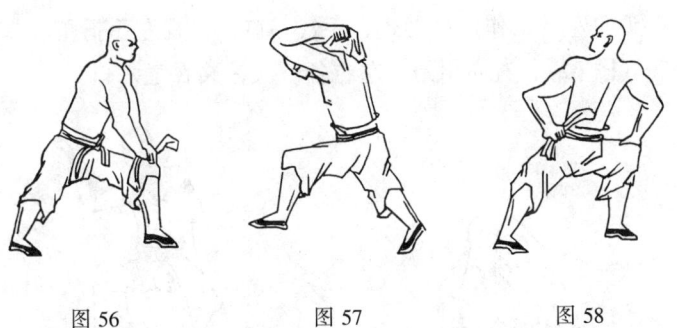

图 56　　　　　图 57　　　　　图 58

然后，左腿伸，右腿屈；右手按住右膝上，拇指在后，身斜倚，眼视左膝，左手持袋，后手打左背，挨次至左腰眼，将手一转，顺打左臂、左腿后侧，至左脚跟止（图58）。

99

三十一、海底捞月式

左手按于左腿面,右手作雕手(图59)。

左手由耳后一转,仰掌向左伸出,将手一转,手背朝上(图60)。

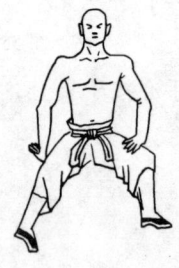
图59

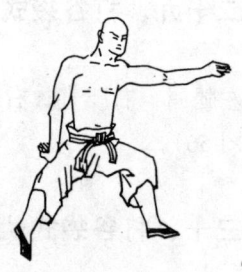
图60

俯身作捞月之状,自左捞至右,腰身随起(图61)。

头向左转,作望月之式,吞气一口,目视左手拇指、食指之间(图62)。右亦相同。左右各三次,共吞气六口。

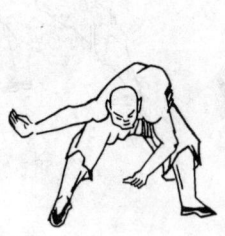
图61

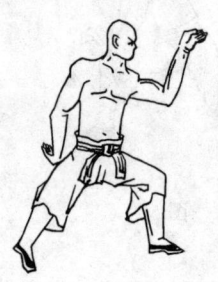
图62

第六章

少林传统健身气功套路

第一节 少林八段锦

少林八段锦是少林寺众僧最早演练的健身功法之一。据传，早在唐代时，少林寺高僧灵丘善练八段锦，寿达109岁。到了宋代，福居和尚将其汇入少林拳谱。八段锦有舒筋活血、调理气血、促进人体新陈代谢等功能，久练可以健壮体质，抗疫祛病，益寿延年。

原歌诀曰：

双手托天利三焦，左右开弓如射雕。
调理脾胃运两手，五痨七伤往后瞧。
摺拳怒目增力气，背后起点诸病消。
提头摆尾祛心火，两手盘膝固肾腰。

预备势

足立八字，间距三寸，两臂自然下垂，掌心向内，掌指向下，胸部挺直，舌抵上腭，目视前方，意守丹田（图1）。

第一段　双手托天

两脚不动；两手由下经胸部向上屈肘托掌，掌心向上，掌指向后，位高于肩，目视前方（图2）。

接上动作。两臂缓缓向上举，直臂托掌，掌心向上，掌指向后，同时用鼻微微吸气，两足跟翘起，目视前方（图3）。

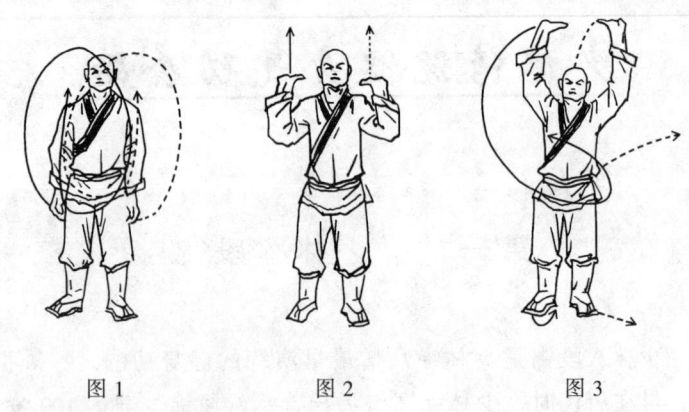

图1　　　　　　图2　　　　　　图3

第二段　左右开弓

接上动作。两足跟落地，用口吐气，左脚向左移一步，上体左转90°；同时，双手由上向左撂出，两掌变拳，左拳心向下，右臂屈肘向后拉，拳心向上，形似拉弓；上体前倾，两腿成左弓步，目视左拳（图4）。

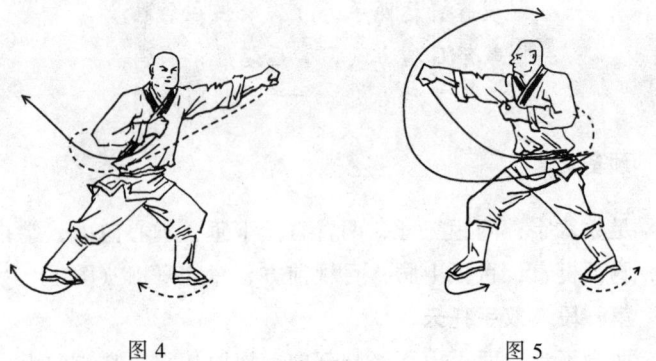

图4　　　　　　　　图5

接上动作，以两脚为轴，体向右转180°；同时，两拳变掌，随身向前撂出，然后变拳，右拳心向下，左臂屈肘后拉，拳心向上，形似拉弓；上体前倾，两腿成右弓步，目视右拳（图5）。

第三段　运两手

接上动作。以两脚为轴，上体左转90°，收右腿向内半步；同时，两拳变掌，左臂下垂，掌附左胯外侧；右手向右、向左，再由左向右反复两次运手，然后向上举臂，掌心向上，架于头上，目视前方（图6）。

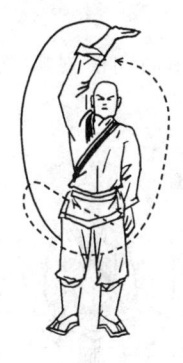
图6

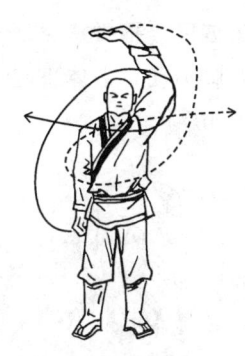
图7

接上动作。右手由上向下垂臂，掌附右胯外；左手由左向右，再由右向左，反复两次运手，然后左臂上举，掌心向上，架于头上，目视前方（图7）。

第四段　往后瞧

接上动作。右手向上与左手在头前交会，再向胸前划弧合掌，然后变拳，两臂向两侧伸展成一字状，目视前方（图8）。

接上动作。两脚不动，逆呼吸，上体向后仰，头部向后下方缓缓降沉，两眼瞪圆后瞧（图9）。

103

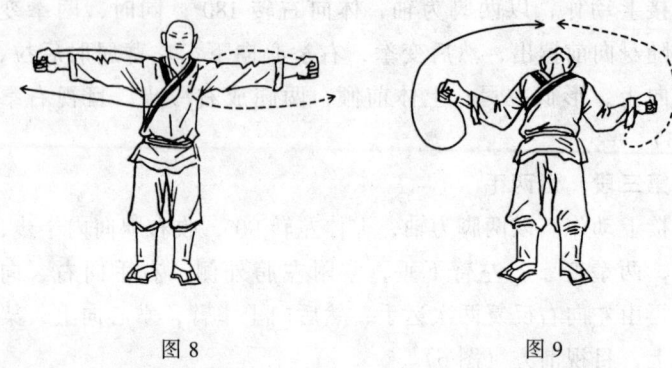

图 8　　　　　　　　图 9

第五段　摺拳怒目

两脚不动，上体直起；两拳变掌，由后向前划弧，目视两手（图10）。

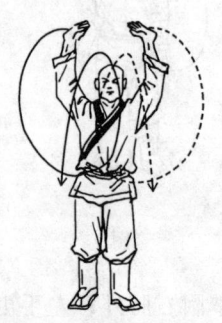 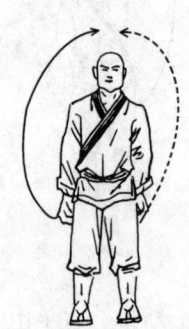

图 10　　　　　　　　图 11

接上动作。两手向上、向下垂手，然后再返上向下变拳，附于两胯外侧，拳眼向前，同时瞪目、咬牙，旋前臂摺拳3～4次，目视前方（图11）。

第六段　背后起点

接上动作。两拳变掌，由下向后返上，抡臂划弧，使两手在头前方相附,目视前上方(图12)。

接上动作。两手由上向下,缓缓下降,两掌成八字型,握住两足踝部,头部下沉,额部尽量抬高,脊中突出。意注命门穴(图13)。

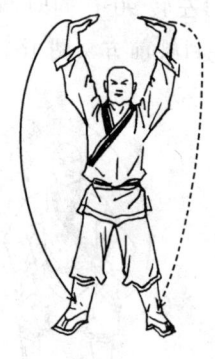
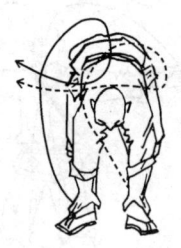

图12　　　　　　　　　　图13

第七段　提头摆尾

松手,起身,以两脚为轴,体右转90°;同时,两手随身向前摆手,目视两手(图14)。

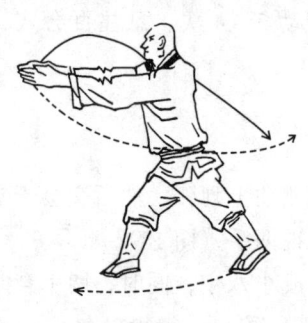
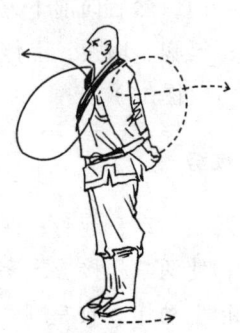

图14　　　　　　　　　　图15

接上动作。左脚向前上一步；两手由前向后，再返前后抡臂一周，然后臂置于背后，左掌变拳，与右手相抱，仰头，摆臂（图15）。

第八段　两手盘膝

左脚后退一步，以两脚为轴，体向左转90°；同时两拳变掌，随身向前环弧，然后向两侧展臂，目视前方（图16）。

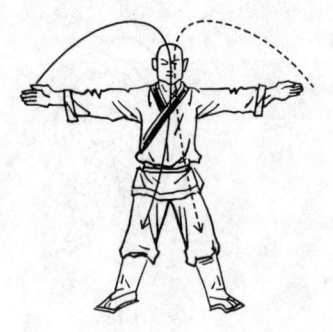 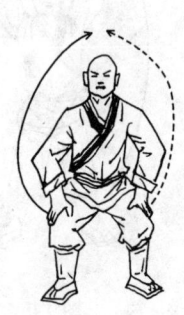

图16　　　　　　　　图17

接上动作。两足不动；两手由前向下、向后，再返前抡臂划弧一周，然后向前下方缓缓附按在两膝盖上，使两腿下蹲成马步；挺胸、塌腰，上体左右转动3~4次。意注百会穴，目视前方（图17）。

收势

两足不动，起身；两手向两侧往上划弧，然后交会于头前上方，使两掌相接成人字形，目视两手（图18）。

接上动作。收左脚，与右脚成小八字；同时，两手合掌缓缓下降于胸前，高与巨厥穴相平，缩口，微微吐气，身胸挺直，目视前方（图19）。

第六章 少林传统健身气功套路

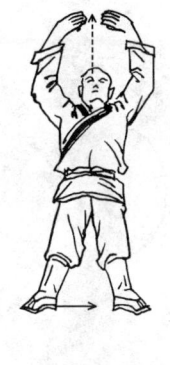
图18

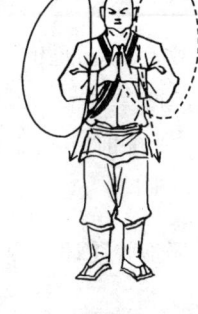
图19

第二节 少林信游功

少林信游功是明代少林寺高僧宗乡大和尚在精练"风摆柳"功法的基础上，经长期磨练、推敲而创编的。宗乡禅师自幼皈依沙门，从师参禅习武，尤其爱好医学、气功、养生之道，精练易筋经、八段锦、风摆柳等功法。他吸取多种功法之精髓，创编了信游功法，撰成法诀，加绘图像、解译透彻，理方明确，利于教徒，广于普及，为增进全寺僧众和方圆数百里俗众的体质健康和昌盛禅宗都起到了推动作用。

信游功法的特点是抬足轻灵，起步自由，步大则大，步小则少，随意走步；同时两手起胸，轻浮飘柔，向上如燕起，向下如垂柳，往左如波纹、向右如纹波，招间调气息，贵在顺呼吸；头平颈灵转，笑颜口微开，眉疏目视淡，起步背微弓，落足胸要挺；早练五更辰，晚练入寝前，习技五十载，延寿三百年。

107

少林气功秘集

预备势

足立八字,胸部挺直,两臂自然下垂,两掌贴于大腿外侧,掌心向内,目视前方。自然呼吸,意守丹田(图1)。

(一)怀抱弥陀印

两足不动,两手缓缓向上屈肘环抱,然后右手在上、左手在下,两掌重叠,高与脐平,距脐八寸,两手心向上。同时调息运气,贯于两手劳宫穴(图2)。

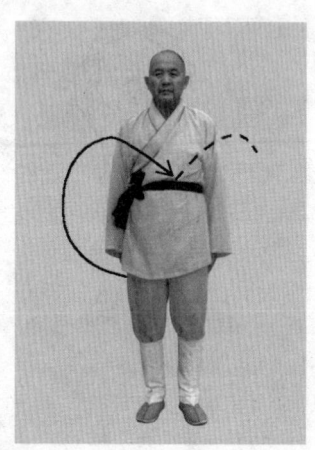

图1

接上动作。两掌缓缓向内,附于上腹部,目视前方。意注中脘(图3)。

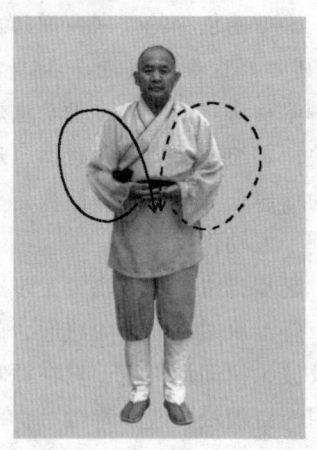

图2

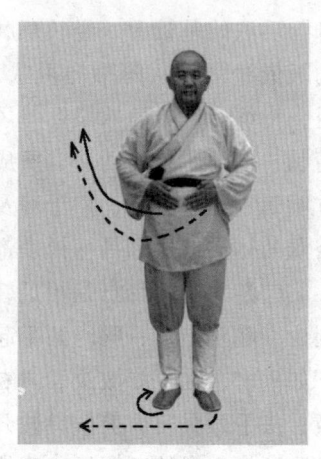

图3

（二）左摆柳

抬左脚向前上半步；同时，两掌以腕关节为轴，由内向外、向上划弧，然后屈肘端两掌，掌心向前，掌指向上，高与十二肋相平（图4）。

接上动作。两手同时翻掌，由左向右、再由右向左屈肘摆掌，掌心向左，高与肩平，目视两手（图5）。

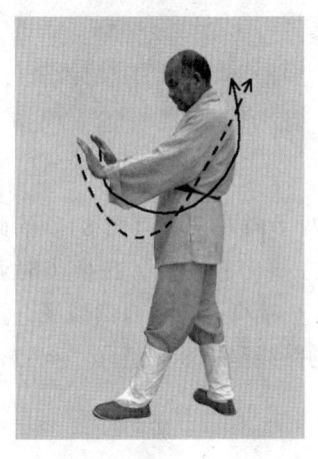
图4

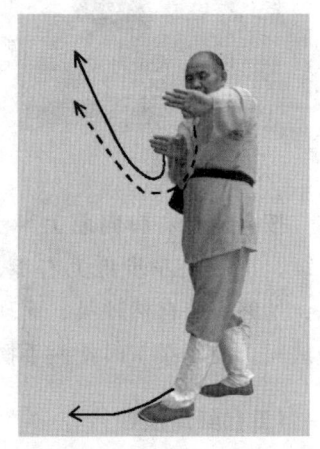
图5

（三）右摆柳

右脚向前上半步，调息自然呼吸；两手以腕关节为轴，由左向右旋腕屈肘摆掌，掌心向右，高与肩平，目视两手（图6）。

（四）反复左右摆柳

抬左脚向前上半步，按上法向左摆掌（图7）。

少林气功秘集

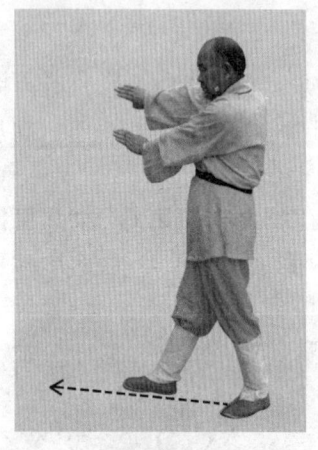
图6

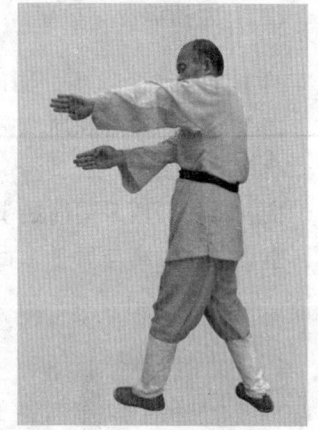
图7

按上法抬右脚向前上半步；两手向右摆掌（图8）。依此连续，重做上左步再上右步，向左、向右摆掌。在换步时调息，始终保持自然呼吸，面现微笑，嘴微开，目自然淡视，全身放松。反复摆掌时使两手摆掌的路线呈横8字型（"∞"）。

（五）红鹰展翅

接上动作。调息，自然呼吸，两脚成并步；然后两手沉肘翻掌，经胸前向两侧展臂亮掌，稍调息，头向前点，两掌心向上。意注印堂穴（图9）。

（六）顺倒车轮

右脚向前上半步，稍调呼吸；两手以肩关节为轴，由前向后、反上、再向前、向下抡臂一周，使两臂下垂，两掌心向下。意注劳宫穴（图10）。

接上动作。稍调息，两手以两肩关节为轴，由前下方向前

第六章 少林传统健身气功套路

上方、再向后往前抡臂一周，使两臂下垂时掌心向前，然后屈肘端掌，高与脐平。意注中脘穴（图11）。

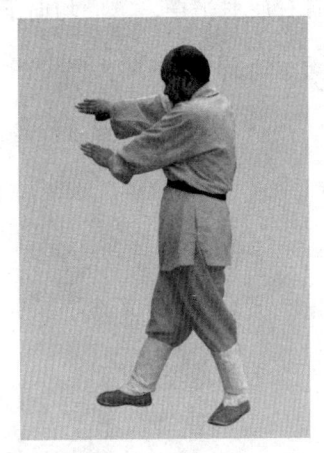

图 8

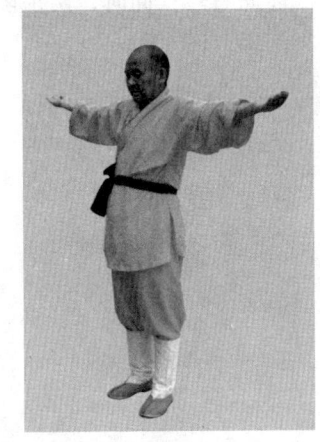

图 9

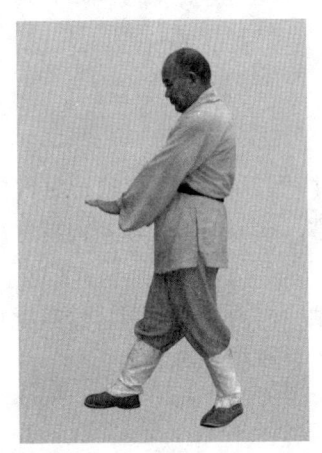

图 10

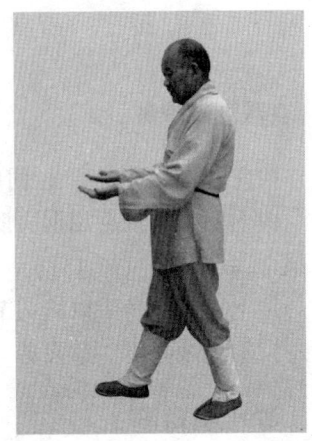

图 11

(七) 转身平摆

体向右转；同时，两手随身向右屈肘平摆，掌心均向下，目视两手（图12）。

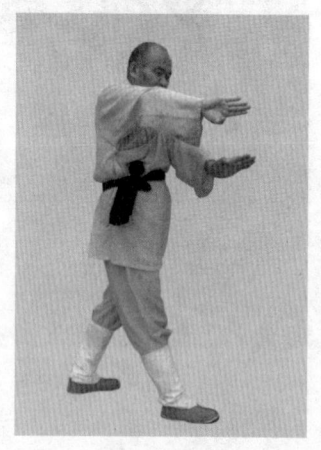
图12

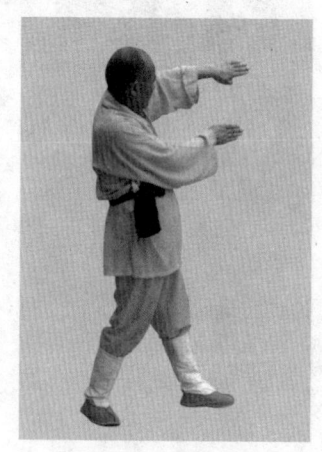
图13

(八) 左摆柳

抬左脚向前上半步；同时，两手以腕关节为轴，由内向外、向上划弧，然后屈肘夹肋端掌，掌心向上，掌指向前，高与第十二肋相平（图13）。

接上动作。两手以腕关节为轴，向内旋弧一周，然后由右向左摆掌，顺呼吸。意注劳宫穴，目淡视（图14）。

(九) 右摆柳

抬右脚向前上半步，稍调呼吸；两手以腕关节为轴，由左向右旋腕摆掌，掌心均向右，掌指向前。意注十宣穴，目视两手（图15）。

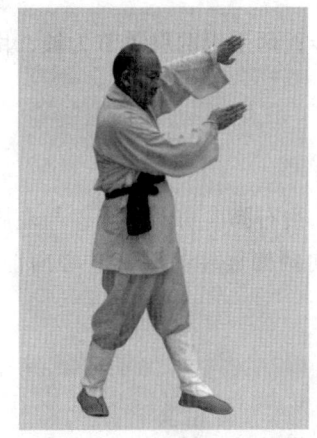
图 14

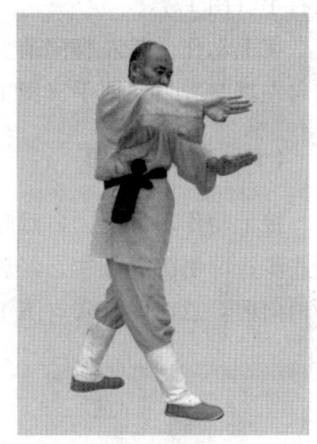
图 15

（十）反复左右摆柳

抬左脚向前上半步；依上法两手向左摆掌（图16）。调

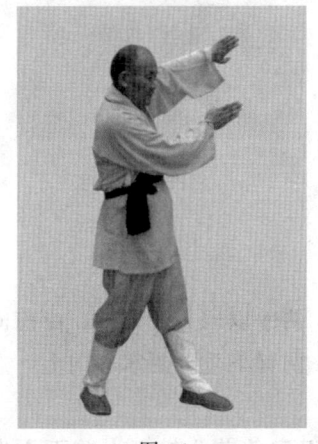
图 16

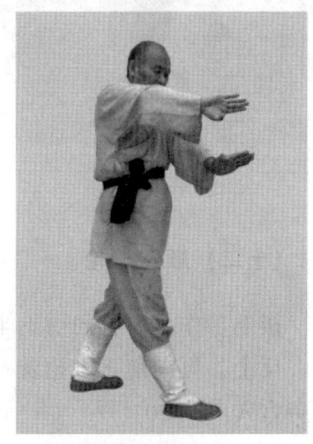
图 17

息，自然呼吸，抬右脚向前上半步，依上法两手向右摆掌，目视右手（图17）。

接上动作。抬左脚向前上半步；两手以两肘关节为轴，由右向左摆掌，目视两手（图18）。

（十一）红鹰展翅

接上动作。调息，自然呼吸，抬右脚向前上半步，与左脚成并步；两手沉肘翻掌，经胸前向两侧展臂亮掌，掌心向前，头稍向前。意注印堂穴（图19）。

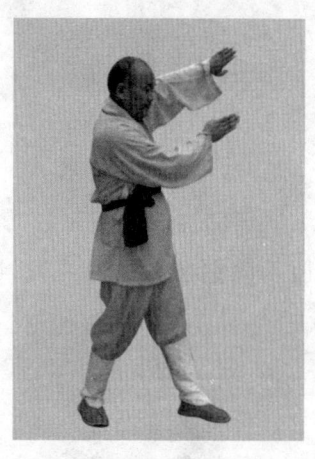
图18

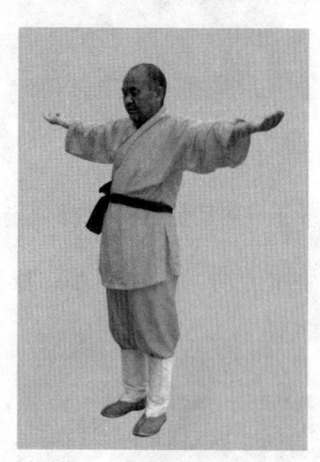
图19

（十二）顺倒车轮

接上动作。右脚向前上半步；两手以肩关节为轴，由前向后、反上、再向前下方抡臂一周，两臂下垂，两掌心向上。意注劳宫穴（图20）。

接上动作。稍调呼吸；两手以肩关节为轴，由前下方向前、向上、再往后抡臂一周，使两臂下垂，掌心向上，然后屈肘端掌，高与脐平，目视前方。意注中脘穴（图21）。

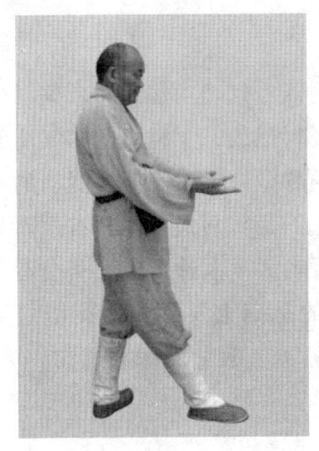

图20

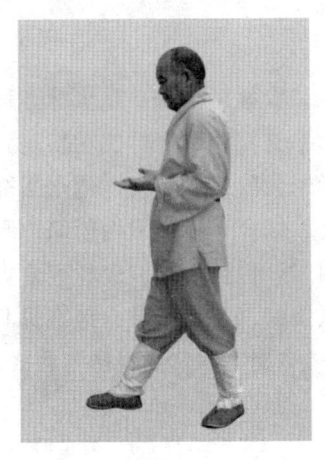

图21

注：依上法转身平摆、上步左摆柳、上步右摆柳、反复左右摆柳、红鹰展翅、顺倒车轮再至转身平摆，如此反复演练5~7遍。

收势

归原成并步站立；两手向胸前合掌，屈肘拱手，目微下视（图22）。

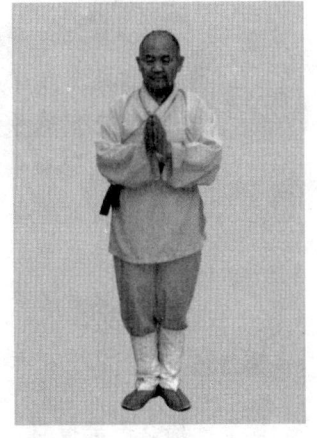

图22

115

第三节 少林风摆柳功

少林风摆柳功是少林寺秘传的养生气功功法之一。据《少林拳谱》和《少林气功秘笈》等资料记载，少林风摆柳气功创于宋代的福居和尚，他根据柳枝随着微微春风而轻柔飘动的形态，结合人体之形而创编，原有上下翻转两式，加左右摆动共四式。传至清代，少林寺方丈、著名武术大师贞俊大和尚善练风摆柳，其功精湛，他在原四式的基础上发展修编，增加了"鹤亮翅"和"倒栽柳"两式，共六式。现笔者编为七式。

原歌诀：

> 福居撰编风摆柳，端坐禅椅莫仰头。
> 身胸挺直足下垂，两手盖膝眉莫皱。
> 舌抵上腭目平视，气沉丹田三息留。
> 眼观手势随呼吸，前推下按贵在柔。
> 收掌吸气推掌呼，左右摆手如飘柳。
> 伸缩之间调呼吸，上动下连缓缓收。
> 白鹤亮翅柳吐蕊，倒栽柳势微低头。
> 腕肘肩颈遍脊柱，全身百节气疏透。
> 舒筋活络平阴阳，脏腑四肢血畅流。
> 若求体壮长寿命，劝君苦练风摆柳。

预备势

端坐禅椅，胸部挺直，两腿下垂，两手附按在两膝盖上，两足相距一尺，足尖向前，掌心向下，掌指向前，两臂自然下垂，目视前方，舌抵上腭，自然呼吸（图1）。接上动作。左脚向左开三寸，两手缓缓上抬，平脐环抱，掌心向里，距胸八寸，两掌相附，然后微吸气，后掌缓缓向内，掌贴脐腹，再转入自然呼吸，气沉丹田（图2）。

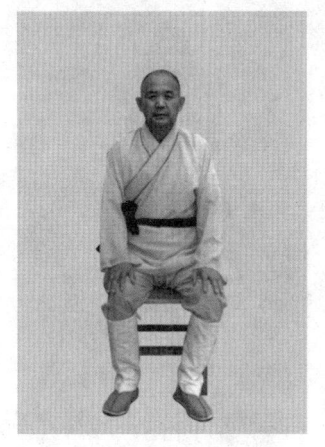

图1

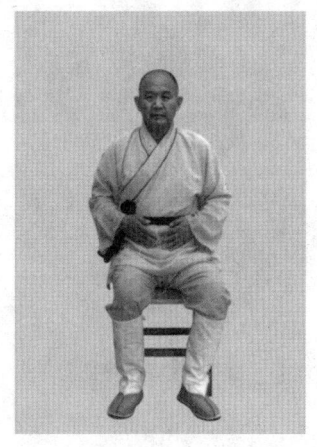

图2

第一式　两手排月

接上动作。两足不变，以意领气，上运至两手，然后变两掌心向上，五掌指分开，移于腹前，形如托月，目视两手。意注劳宫穴（图3）。

接上动作。两手同时上抬，掌心均向前，掌指分开，位于两肩前，距肩三寸，高与肩平，掌指向上，目视两掌，自然呼吸（图4）。

接上动作。自然呼吸，抖臂

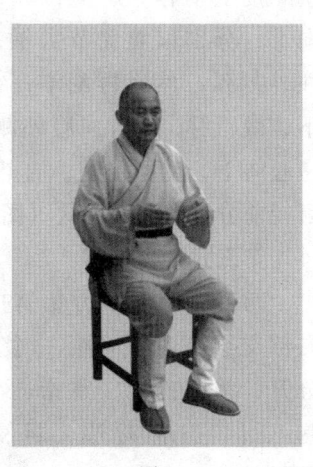

图3

推掌,然后掌指前屈,距掌二寸,目视两手。意注眉心(图5)。

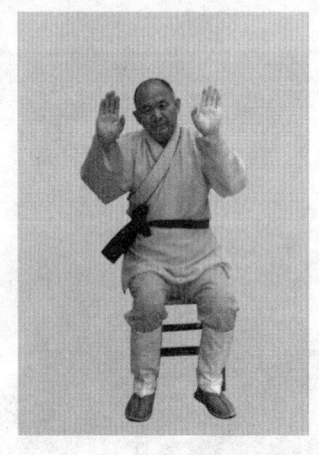
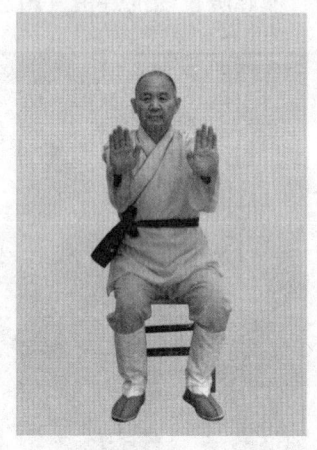

图4　　　　　　　　　　图5

第二式　白鹤下水

接上动作。两手翻掌,掌心向上,分别以腕关节为轴,向内往外划弧,然后再翻掌,掌心向下,微屈肘,环臂向腹外侧缓按,掌心向下,掌指向前,自然呼吸,目视前方。意注上脘穴(图6)。

第三式　左摆柳

两手由两侧下方抬臂向胸前右侧交会,两掌间距一寸,掌指分开,掌心向前,掌指向上、距胸八寸,自然呼吸,目视两手(图7)。

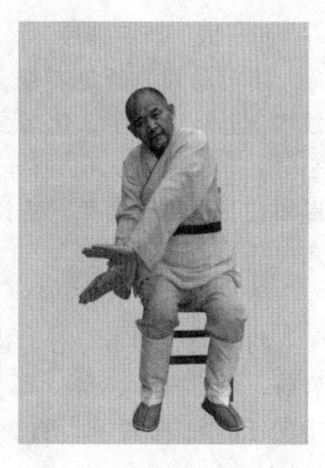

图6

第六章 少林传统健身气功套路

接上动作。自然呼吸，以两手腕关节为轴，由右向左下侧、反左肩侧划弧，高与肩平，掌心向左，掌指向前，目视两手。意注合谷穴（图8）。

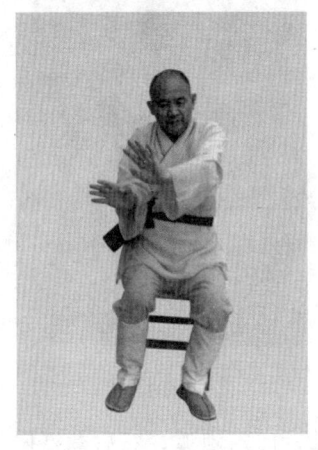
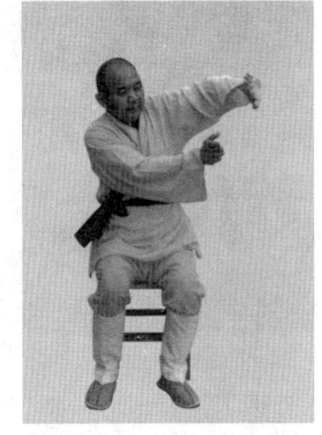

图7　　　　　　　　图8

第四式　右摆柳

接上动作。两手抖腕，仰掌，使两掌心向前，掌指向上（图9）。然后由左向下、向右摆掌划弧，高与右肩相平，掌心向下，掌指向前，两掌间距一寸，自然呼吸，目视两手。意注合谷穴（图10）。

第五式　白鹤亮翅

接上式。稍调息，两手由右侧滑下，向胸前屈肘摆掌，使两掌心朝下，掌指向前，两掌距六寸，目视两手，自然呼吸。意注

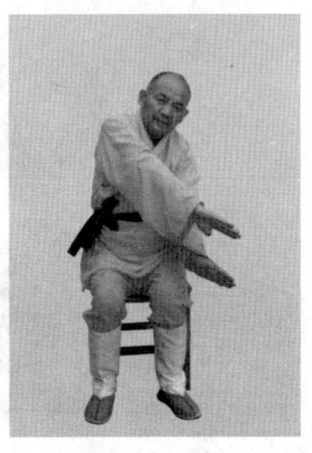

图9

119

外关穴（图11）。

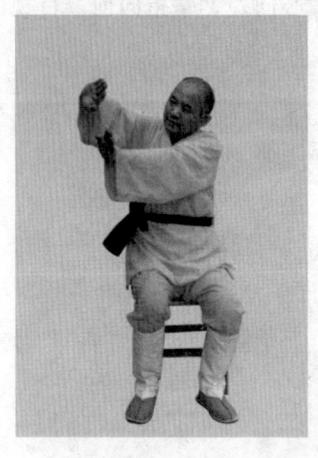
图10

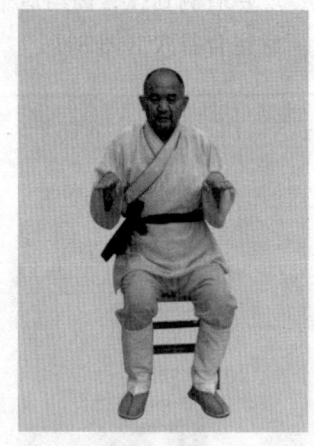
图11

接上动作。两手以腕关节为轴，向内划弧，然后两臂向两侧缓展，掌心向上，掌指向外，目视前方。意注印堂穴（图12）。

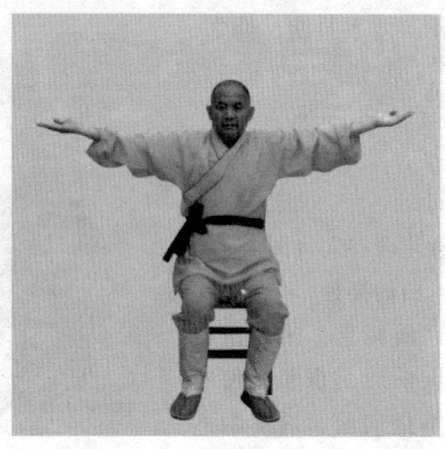
图12

第六式 倒栽柳式

接上动作。自然呼吸，两手以腕关节为轴，向内划半弧，使两掌心向下，掌指向前，掌指微向内屈，目视两手。意注上星穴（图13）。

接上动作。稍调呼吸，沉腕垂臂，使两手沿大腿外侧缓缓下插，两掌心向后，掌指向下，目视前方（图14）。

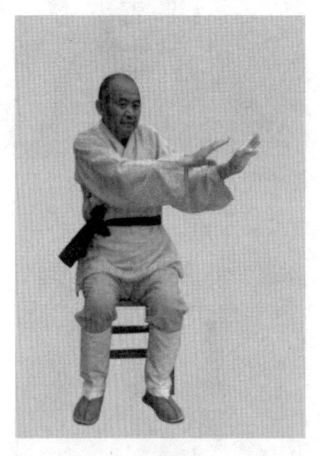
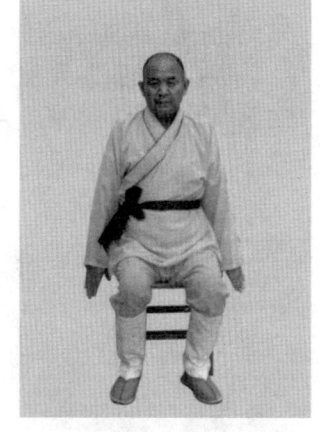

图13　　　　　　　　　图14

第七式 反复摆柳

坐式不变；两手由右向左侧上方摆手（图15）。

接上式。两手由左侧上方向右侧下方摆手（图16）。

接上式。两手由右侧下方向脐前交会，使两手在腹前分别以腕关节为轴，由下向上、由内向外翻掌旋腕，然后使两掌上移胸中，向两肘抖腕，屈肘亮掌，掌心向上（图17）。

接上式。两手由两侧向右侧上方摆掌（图18）。

接上式。两手由右上方向左下方摆掌（图19）。

少林气功秘集

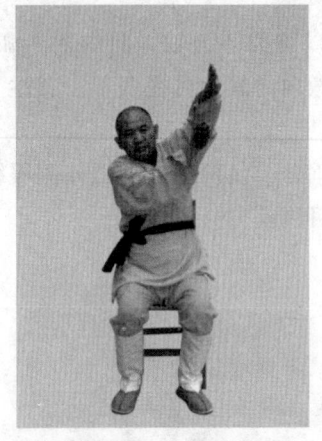

图 15

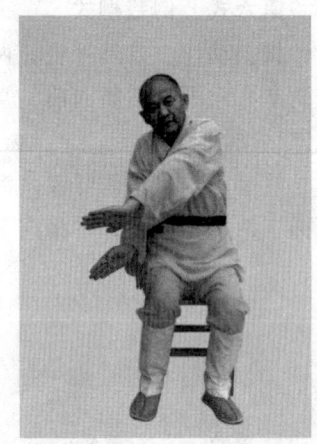

图 16

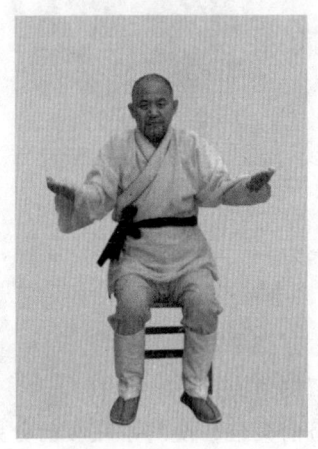

图 17

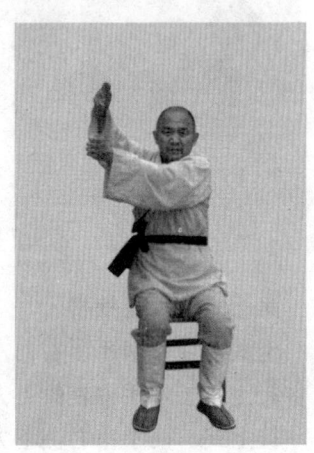

图 18

收势归原

两手由右下方向胸前遇会，然后翻掌展臂、屈肘亮掌（图20）。

第六章　少林传统健身气功套路

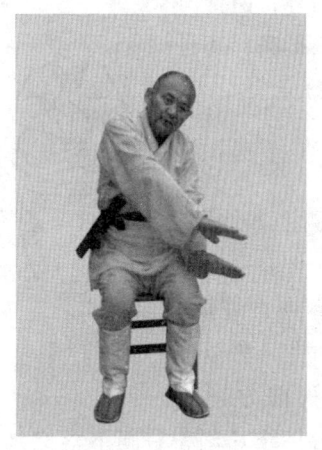
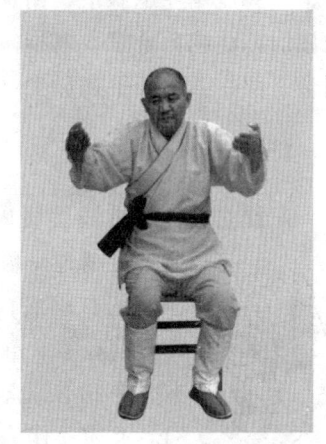

图 19　　　　　　　　图 20

接上式，两手由内向外再往内划弧，然后两手附按膝盖，目视前方。

第四节　少林童子功

（一）双手合十

两足并立，间距二寸；两臂向内屈肘，两掌心相对，掌指向上，距胸三寸；胸部挺直，目视前方（图1）。

（二）屈膝禅坐

以禅床或石鼓、禅椅为基座，缓缓坐稳；然后两腿向内屈膝插腿盘坐，左脚压于右腿膝

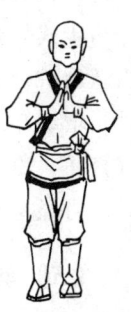

图 1

123

下，右脚压于左腿膝下，两足心向外；两臂向内屈肘，在胸前合掌，掌指向上；挺胸，两目闭合，留一微缝，下视鼻尖（图2）。

（三）朝天蹬

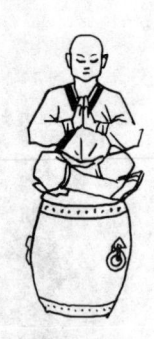

图2

左腿立地，抬右腿缓缓向右侧上方伸蹬；当右足越过头顶时，伸右手向上抓拿住右脚底；左臂向内屈肘，在胸前亮掌，五指并拢，掌心向右，掌指向上，目视前方（图3）。上述动作完成后持续片刻，右腿下落立地，再抬左腿向左侧上方伸蹬，左手向上越头抓拿左脚底，右臂向内屈肘，在胸前亮掌。

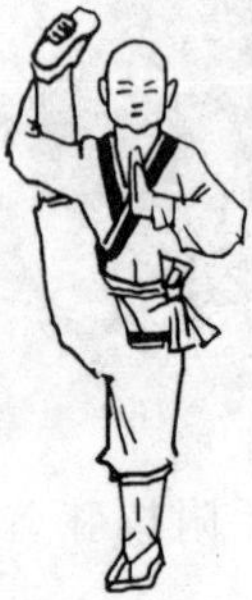

（四）踩桩

图3

取直径三寸左右的木桩五根，布成梅花形（四角各一根，中间一根，距地面二至五尺），埋于练武场。初练时站行二尺桩，渐增到五尺桩。依次演练马步式、环走式、弓步式、跳跃式等。练至站桩稳固，行步自如，跳步起落着固时，增练单掌、分掌劈掌、撩掌、冲拳、撩打等。久练桩上动作，下桩与人交手时，可显奇功（图4）。

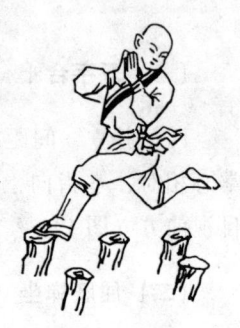

（五）单举掌

一腿站桩、一腿提膝向后；同时两手由胸前合十，然后站桩腿的同侧手向上直

图4

臂推掌，掌心向上，掌指向后；提膝一侧的手向前屈肘抖腕亮掌，掌心向内，掌指向上，目视前方（图5）。

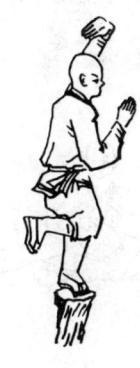

图 5

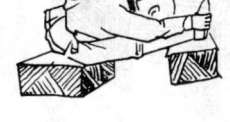

图 6

（六）抱佛脚

取两块相距一尺二寸的木砖或石砖为基，臀坐一块，两腿向前伸直，使两脚跟平着前一块上；然后上体缓缓向前附贴小腿；同时两手向前抓搬两脚，使头额部尽量靠住脚尖（图6）。

（七）二指禅功

先一臂向下，以中、食二指点地；然后两腿向上缓缓倒立，另一手臂向内屈肘抱拳，全身力贯支撑臂指；目视点地两指（图7）。

（八）罗汉睡觉

两足先站在相距一尺多的桩头上，上体向前；两手缓缓扶桩；然后左手撑桩，右手松把，

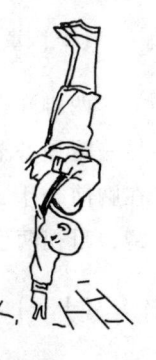

图 7

握拳屈肘，以肘尖落着桩中心，拳眼顶住耳前；体向左转90°，并松开左手，屈肘随身左移，拳顶耳前，同时右脚离桩，缓缓伸腿蹬直，使全身悬平；两眼微闭，气贯右肘与左腿（图8）。

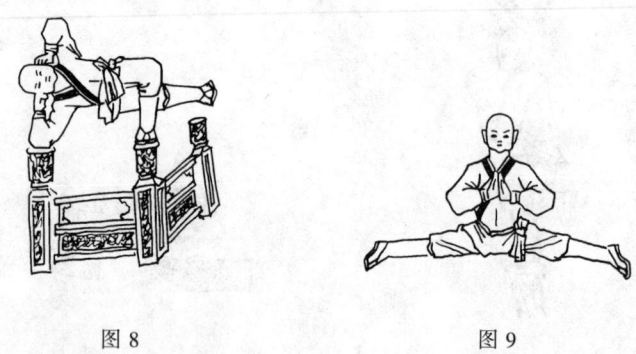

图8　　　　　　　　　图9

（九）起落横叉

先两足微开并立，运气三循，抬左脚向左移一步，上体前俯；两手向前按地，支撑全身重力；两腿缓缓向两侧移动，渐至臀部坐地，使两腿叉开；然后两手向上、向内屈肘合十，目视前方（图9）。

（十）童子拜佛

两脚站在一个佛垫或禅盆上，一腿立地，另一腿屈膝悬盘；然后两臂向内屈肘，两手在胸前合十；完成动作后头向前点，立腿微蹲，目视两手（图10）。

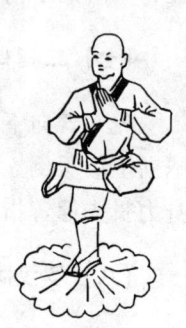

图10

（十一）拜佛扑前

先选一较大的垫物铺好，再盘坐入位；

然后上体前俯,使胸、腹缓缓附垫,两臂微向前屈肘,两手合十;目视左侧前方(图11)。

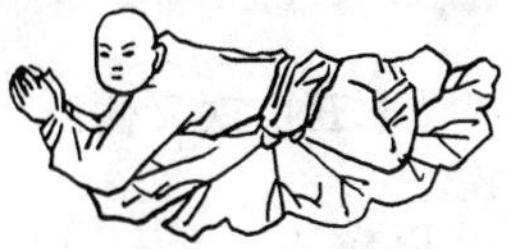

(十二)头倒栽碑

眼前一尺五寸处,置一长方形石座;两腿并立,上体前俯,以头顶下栽石座中心;两手分置头两边扶地;两腿缓缓向上竖起,两足合并,使身体笔直;然后两手慢慢离地,附贴大腿外侧(图12)。

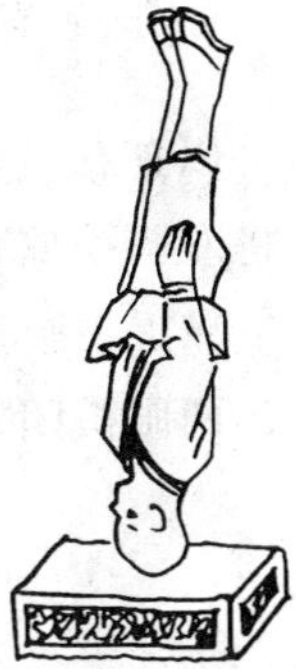

图 11

(十三)单臂扶撑

先并步站在一条长凳的一端,然后上体侧俯,伸出俯侧手臂,拇指与其余四指叉开,缓缓落着凳子的另一端,身躯绷直,另一手附于大腿外侧;目视前方(图13)。

(十四)铁拳伏虎

图 12

两足并步站立,面前置立一石,运气三循,贯注右拳,然

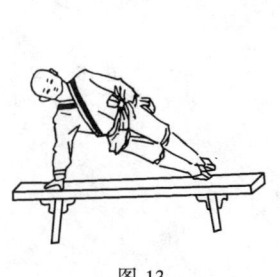

图 13

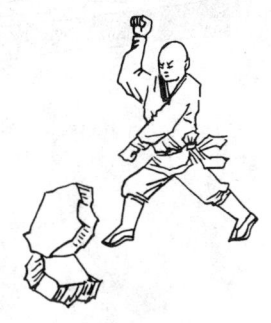

图 14

127

后抬右脚向前上一步,成右弓步;同时咬牙助劲,右拳下砸,劈石裂成两块(图14)。

(十五)铁叉侧卧

以横叉式着床,上体侧仰卧,使脸侧面贴附腿、膝上面;同时上侧臂向上屈肘,手绕头抓脚;下侧臂向内屈肘,在胸前亮掌;两眼微闭,留一小缝,目视鼻尖(图15)。

(十六)莲花盘坐

以莲花盆或禅座或禅椅为坐基,先屈膝插腿盘坐,然后用手将左脚搬放在右腿根部上,右脚搬放在左腿根部上,使两脚尽量靠近下腹肌;两臂向内屈肘,双手在胸前合十;挺胸塌腰,两眼微闭,留一小缝,目视鼻尖(图16)。

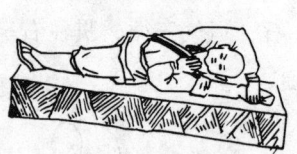

图15

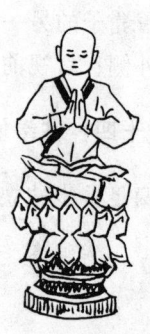

图16

第七章

少林轻气功

谱曰： 少室轻功艺中精，秘载千秋度英雄。
　　　　动则随气脑为帅，意领丹田虎力生。
　　　　足戴铁瓦跳砂坑，腕环铜钥采金星。
　　　　怒发一声四尺高，弃金如毛飘九霄。

轻功难度较大，如纵法上房、飞步越崖、云腿跳漳、流星步等，都属此类。

第一节　少林飞毛腿功

少林寺清代著名武师贞俊，在轻功方面功力很深。他传给德禅法师的手抄拳谱中写道："日练千斤脚，霎时飞毛腿。绳星疾跳涧，游线飞悬崖。若知其中妙，铁瓦戴十年。"

贞俊先师6岁入少林寺，拜著名武师纯智大和尚为师，后又拜轻功先辈济勤大和尚为习武恩师。专门学武，尤擅轻功。他的具体练法有附铁瓦、食素、勤走等几种。

（一）附铁瓦

贞俊先师从8岁起就依照师父的训教，在两腿上缠附半斤重的铁瓦（左右共一斤）。每天早上四更起床，在千佛殿越跳脚凹，反复将48个脚凹跳十遍；晚上夜深人静后，重跳七遍。天天如此，从不间断。行走、劳做，从不去掉铁瓦。到20岁时，铁瓦已增至20～30斤，但走路、练武，仍然轻灵利索，步行如风。去掉铁瓦，就能纵步上房，飞崖越涧。铁瓦形状如图1。

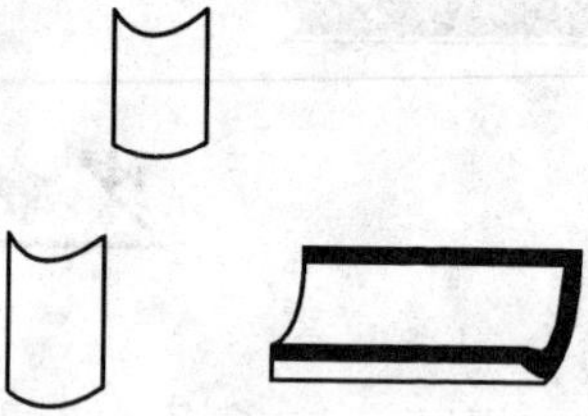

（二）食素养生

贞俊先师练轻功的第二绝招，是养生法，他长年食素以养生，每天主食一斤，从不暴食暴饮，不饮酒，不动肝火。

图 1

（三）勤走步

早晚迎星走，饭后百步游。他每天四更起床，出北门，以小快步到五乳峰返回，约一个时辰，不误上殿。每至夜静更深，他出山门翻越少室山，经二祖庵回寺。

第二节 少林跳砂坑功

跳砂坑是练纵身而上的基本功。方法是，在地上挖一个深三尺五寸的砂坑，在坑内垫石砂一尺厚，使坑底砂面约二尺半左右。练功者腿上缠附铁瓦或砂袋下坑。起跳前先做腿膝活动3～5分钟，然后面向南挺身站立，运气三循。右脚向前上半步，吸气，收腹，使气聚丹田，两手握拳，抱于腰间（图2）。

先抬左脚，后起右脚，发气纵步上跳，跳出坑后前脚掌先着地。在全身腾空跃上地面时，两拳变掌，并于身体两侧向前平展，目视前方（图3）。

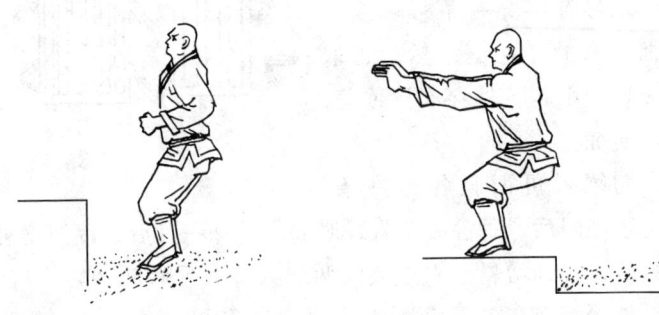

图2　　　　　　　　　图3

稍停片刻，两脚同时离开地面，而后倒跳下坑。每天早晨、上午和下午各练跳 15~20 次。如不能顺利跳出，可在坑底再垫石砂半尺。如能顺利跳出，可逐步加长砂坑。当顺利跳到四尺至四尺半甚至五尺时，去掉两腿上砂袋或铁瓦，便可纵跳上房（练此功时用铁瓦不如用砂袋好）。

第三节　少林流星步功

歌诀：　那罗传下流星步，起足就如蛇窜路。
　　　　形如流星划天河，快如疾风霎间度。
　　　　少则烛香三十里，多则百里不为奇。
　　　　僧采药登五乳峰，眨眼望背无踪影。

流星步的基础功法是裹砂腿。

先用布缝成细长条袋，袋的规格为一尺三寸、一尺、三寸三种，每个小袋的粗细皆为八分，袋内填砂半斤。

也可缝成连袋，有二连、三连、四连、五连、六连、七连、八连等几种（图4）。

练习者可穿一条衫裤或先用细白衫缠于小腿，然后再取砂袋裹于小腿，外穿衣裤覆盖，即可演练。

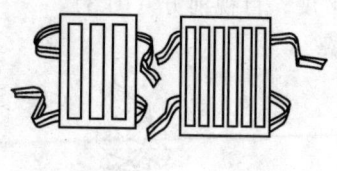

图4

初练者可两腿各裹一条，缠附于小腿后，每静卧或入睡时弃之，练一月后，逐渐增裹砂袋数量，直到增裹至六连袋（两腿共计6斤）时，转入练跑。每日早晨练跑二里，渐增至十里，约需20分钟，日久而成。贞俊先师曰："流星步功练亦恒，满戴砂石练苦功。腿吊砂袋千斤重，弃扬立感一身轻。戴石十斤行十里，弃袋易驰百里程。若恒可成流星腿，半途而废不成名。"

练流星步法，切记十禁：其一禁常坐卧，以避气滞血淤；其二禁裹袋紧僵，络脉凝郁；其三禁卧眠戴袋，避气血内伤；其四禁疮疽缠带，避肢疾恶化；其五禁饱后练跑，避伤断胃肠；其六禁七情逆盛，避伤腑气血；其七禁急于求成，避劳极伤筋；其八禁淫酒荤辣，避伤败宗气；其九禁忘而中衰，避半途而废；其十禁恃技非为，避败坏少林繁荣。

注意每日要先服"畅通气血药汁"一杯，再取"下部功汤洗水"浴洗腿脚后，方可练功。

第四节　少林二指禅功

二指禅功是少林武术的传统功法，又称剪子功、大力金刚指功、鹰爪擒拿手、点穴手等。在练功中以中、食二指为专，所以练成此功后手指坚硬如铁，用于技击胜于拳、掌，用于戳击、爪拿、点扣对手很有实用价值。

（一）内功练习法

双脚开立，与肩同宽，身体正直，全身自然放松，眼睛轻闭，舌抵上腭；左右手上下相叠，手心向上，双手大拇指相触，贴靠于丹田（指下丹田，脐下 1.5 寸处为中心）；双膝稍屈，排除杂念，开始用鼻做长、匀、细的深呼吸（自然呼吸）。意守丹田处，意想丹田里有一团火在燃烧（图5）。

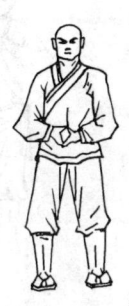

图 5

这种意念最好做到有意无意、自然而然，这样才会使练本功时松静自然，无杂念。此式练 15 分钟，时间长些更好。在收功时，两手相擦至热，再以双手擦脸。

（二）内外功兼修法

1．预备式

双脚开立同肩宽，双手自然下垂于体两侧（图6）。

眼睛轻闭，舌抵上腭，自然呼吸，全身放松，意守丹田半分钟。

2．劲功

双脚开立同肩宽，双手大拇指、中指和食指三指指尖相对（图7、图8）。呼气时三指相对用劲，呼气同时要想像丹田之气经指尖冲出，吸气时用意念将气引至丹田，但不能松劲。接做第二次。呼气时要一次比一次增劲，吸气不能松劲，呼吸次数越多双手指间相对越紧。本式要求初学者由 9 次、18 次、27 次、36 次，最后增到 45 次为宜。

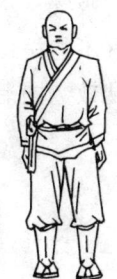

图 6

少林气功秘集

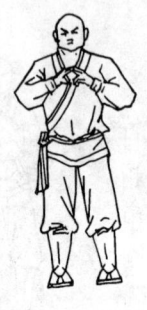
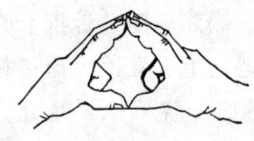

图 7　　　　　　　　　　图 8

3．插功

双脚开立成马步；左右手无名指和小指屈握，大拇指抵压无名指和小指上成剪指式，向下伸直，指尖朝地；吸气时右手上提至胸前，指腹朝内，呼气时右手剪指向下插（图9）。接着吸气，左手上提，呼气时左手剪指向下插，呼气要用劲，吸气不能松劲，如此左右手互换相插（图10）。意念、要求、练功效数同上式。以后要逐渐增加至左右手各插45次为宜。

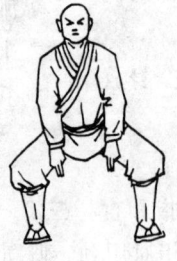
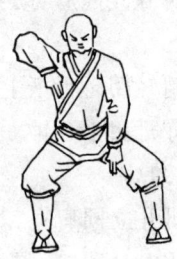

图 9　　　　　　　　　　图 10

4．撑功

双手中、食指指尖顶撑墙壁，与肩同宽（图11）。双腿伸直并拢，身体要正直，眼睛轻闭，舌抵上腭，排除杂念。吸气

第七章　少林轻气功

时，双臂弯曲，使上身贴近墙壁（图12）。呼气时，双臂慢慢推动身体，离开墙壁，双臂伸直，不要使支撑的手指移动。接着做第二次。呼气时要一次比一次用劲，吸气不能松劲。如此演练，继则用中、食二指支撑10分钟，则此功欲成，算有了火候。接着用单臂的中、食二指练撑功。手互换，双臂中指撑，双臂食指撑。在平时休息间可多练此式辅助指力。练到能单臂二指和双臂一指撑墙支撑10分钟后，则可接换下式练习。

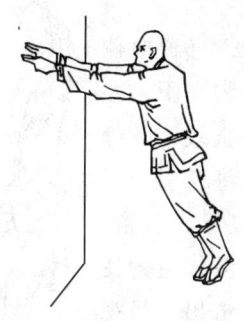
图11

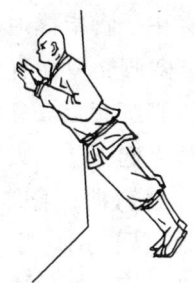
图12

5．指功

全身俯卧，中、食指撑地，与肩同宽；身躯及双脚并拢伸直，两脚脚尖着地，全身成一直线；眼睛轻闭，舌抵上腭，排除杂念。双手中、食指撑地随呼吸推动身体，似体操中俯卧撑。吸气时，双臂弯曲，使身体贴近地面（图13），同时用意念将气引至下丹田。呼吸时，双臂慢慢推动身体，离开地面，双臂伸直（图14）。呼气同时，想像丹田之气运于肩窝腋下，经手臂至指尖从足点出。指尖不能移动。接做第二次。练至能仅以中、食指支撑身体做俯卧撑45次，以后则可陆续用砖或在其他物体上将脚垫高，练至能将身体全倒立练功（图15），则此式完成。

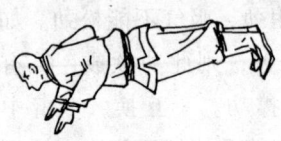

图13

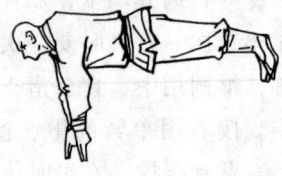

图14

6. 禅功

左臂中、食指撑地，右手成剪指，直臂向侧上平举，双脚交剪伸直靠在地上，右脚在下，左脚放于右脚脚背上。身体要保持成一直线，随呼吸使身体上起下伏。吸气时，用意念将气引至下丹田，左臂弯曲，身体贴近地面，右臂成剪指，屈在肩前（图16）。呼气时，左臂慢慢伸直，使身体离开地面，右手成剪指用力向外击出，目视右指（图17）。呼气同时想像丹田之气经指尖冲出。如此左右手反复互换练习，练到能左、右手各仅用中、食二指支撑45次，以后则可陆续用砖

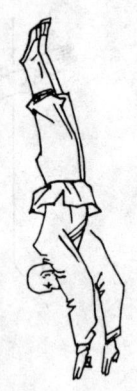

图15

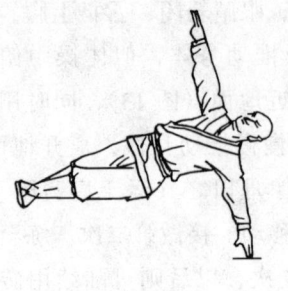

图16

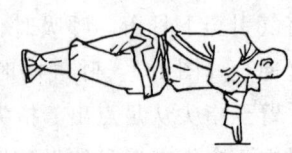

图17

或在其他物体上将脚垫高。练至能以单臂中、食指支撑身体全倒立（图18），则大功告成。

（三）外辅功

1．俯撑功

全身俯卧，双手十指尖及双脚趾尖着地，支撑身体，身体应成一直线（会阴穴与百会穴对直），自然呼吸，做上起下伏动作（图19、图20），力尽而止。逐渐增加次数。随着指力的长进，陆续将小指、无名指、大拇指减去，最后能仅以中指或食指一指支撑着身体练习。

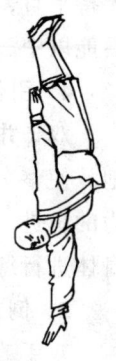

图 18

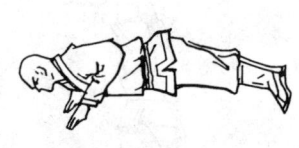

图 19

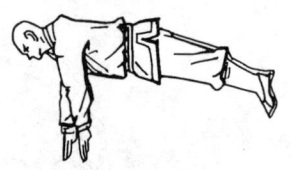

图 20

2．侧撑功

一手五指指尖撑地，双腿伸直并拢与身体成一直线做上起下伏动作，自然呼吸、力尽而止。随着指力的长进，陆续将小指、无名指、大拇指减去，最后能仅以单臂中、食两指支撑着身体练习。

3．扑跳功

全身俯卧，双手指尖和双脚趾尖着地支撑身躯，做下伏动作。上起时双手及双脚用力向前扑蹦跳（图21），手指、脚趾要同时落地，身体始终要

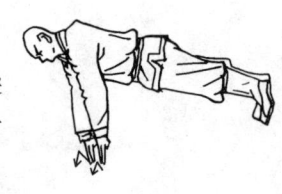

图 21

137

保持平直，自然呼吸。随着指力的长进，按上式依次减指，以后能以中、食指支撑着身体练扑跳功。

4．引体功

双脚并拢向前伸直，然后成坐姿，用双手十指在体侧撑地，使整个身体向上悬空提体，自然呼吸，力尽而止。随着指力的长进，按上式依次减指，最后仅以中、食指撑地引提整个身体进行练习（图22）。

5．倒立功

双手直臂用掌撑地倒立，双脚并拢贴靠墙壁或树（图23）。

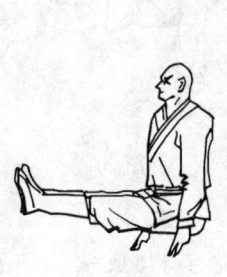

图22

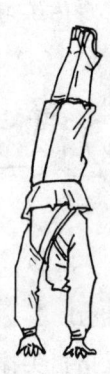

图23

第八章 少林硬气功

少林寺众僧在演练内气功收益的基础上，受历史及环境的影响，逐渐发展到演练硬气功，实际上是保护寺院财产和人身安全的需要，寺僧不得不演练特殊的武功。

千多年来，寺僧演练硬气功的内容十分丰富，如掌切砖、掌开石、指切石、指捣石、肘开石、铁布衫、金刚拳、金刚脚、铁头功、铁扫帚、上刀山、卧钉床、银枪刺喉、五朵金花、铁脖子、腹卧钢叉、和尚撞钟、汽车过身、铜砂掌、一指禅功等。

特别需要指出，少林硬气功不是什么人都可以随便练习的，如铁头功等，练不好极易出危险。在此告诫爱好者，列出此章的目的是为了让读者了解此功法，真正演练，必须在专业人员的指导下循序渐进。

第一节 掌切砖功

歌诀：

　　单手切石砖，七十二艺参。
　　四更砍米袋，星满砍床板。
　　午时砍饭桌，餐后环臂砍。

皮破血花飞，春冬苦研练。
游步砍木人，纵横劈偶脸。
苦练一百天，单掌能切砖。

初练此功易受伤，但不要灰心丧气，要坚持研练。一般晚饭后宜游步50丈，每步5尺，50丈即100步。游步宜在大厅内栽一木人，以其为敌，用手掌向其面部纵击横打，劲力适中。这是练手掌硬功的有效方法。努力练习百日，单掌切砖可望成功。具体练习方法如下：

一、室内练习

可在室内练砍床板、砍墙壁、砍门栓、砍桌面等。每天早、午、晚，以手掌后溪穴一侧用力砍硬物。每日砍30～50次，练百余日。

二、室外练习

可在树干或木桩上吊一个30斤的砂袋，高低与练功者心口相平。每日四更或深夜，面对砂袋，距一尺远，站似弓步势，出右手砍砂袋50次，再换左手，砍50次（图1）。左右轮换砍之，练百余日。

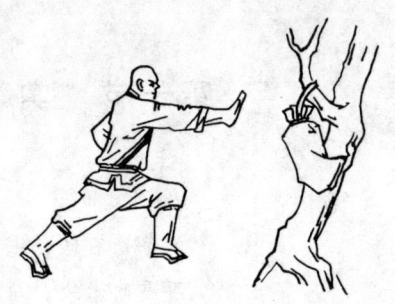

图1

三、砍木人

用枣木或柿木，做成与练功者高低相等的3～5桩木人。三个木人栽成三角形，间隔5尺，站在中间。练功前先将手用"少林如意汤"药汁浸洗，然后面对木人，以左右手轮流砍击，随后转身回掌砍击后立的木人（图2）。此为一环。三环为一周功，每次练5~15周功。

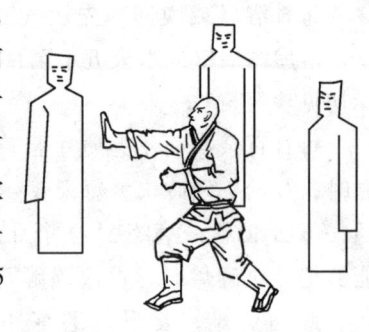

图2

五桩木人则栽成梅花形，练功者入其内练习串打，木人间距为一尺三寸。

以上都是练单掌分砖的基础功法，必须循序渐进，艰苦磨练。再以左手拿砖，站弓步桩，运气充盈两手时，掌与砖同时对击。磨练单掌分砖之功，约百天左右可以成功。先劈一块砖，成功后，再将两块砖合在一起，练单掌劈分两块砖，以至更多。

第二节 拳开石功

歌诀：

紧握一对拳，练劈西华山。
初练砸木板，日久变铁拳。
对砖卧拳打，钻墙顶击拳。
劈拳借气力，石头分四瓣。
苦练三十年，真功亦非难。

肉拳分石是少林硬气功中最难练的一种功，需练功者意志非凡，百倍苦练。其方法为：

每日清晨或晚间，先运气三周，意守丹田，然后疾发贯拳，砸屋内墙壁或木板五十至百次（图3）。约练3~5个月才能初见功效。

每日百余次而不感觉手指疼痛时，开始练砸砖块，每天3~4回，每回50次。磨练3~4个月，能够把砖块砸烂时，再改练砸石块。此功更难，要艰苦磨练10年、20年、30年，甚至更长时间，直到拳头落下而石块四裂，才算成功。

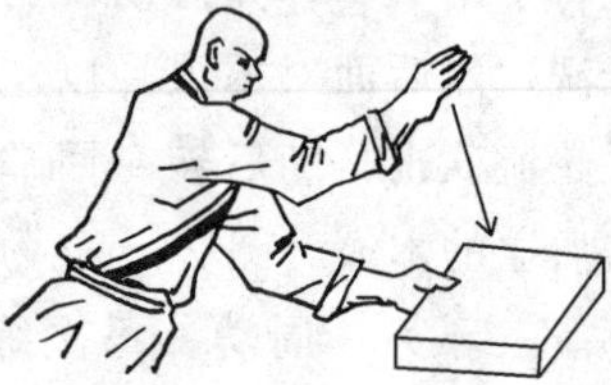

图3

第三节 铁头功

（一）拳击头

每日早晚，内服"行功内壮丸"一粒，并用练功洗手药将手浸洗。以马步桩式立定，运气三周，气沉丹田，意守太阳穴。以单拳或双拳重击两额角（图4）或头顶等部。每次击打30~50下。三个月后，增至100下，一年后增至300下。依次连续苦练3~5年，可望成功。

少林寺清代著名武师湛举大师曰：
拳捶千次头如铁，亦可撞碎石壁也。
亦名铁头破石崖，若撞贼身立时裂。

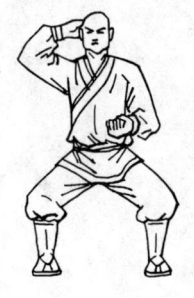

图4

(二) 棒擂顶

棒擂顶功是继拳击头功夫后的一种练头硬功。先选坚韧质硬的枣木、檀香木或柿木,做成长一尺五寸、直径二寸、表面光滑的棒槌一对。练前服"行功内壮丸"一粒,两手握棒,以三圆式站立,运气三周,气沉丹田,意守百会或前顶穴,行单棒擂头,力由轻到重,速度由慢到快。初练每日早晚各一次,每次擂30~50下。三个月后增至每次50~100下。一年后增至每次100~300下。坚持苦练三年,此功可成。

(三) 头撞壁

此功须在练成拳击头和棒擂顶二功的基础上练习。先服"行功内壮丸"一粒,用黄酒送下。片刻,面对土筑墙壁,运气三周,气沉丹田,意守百会,以头碰壁(图5)。初练每日早晚各一次,每次碰10~15下,其劲力由轻至重,其速度由慢到快。按上法练到三个月后,改为每次碰50~100下。半年后增至每次碰100~300下。依此苦练三年。

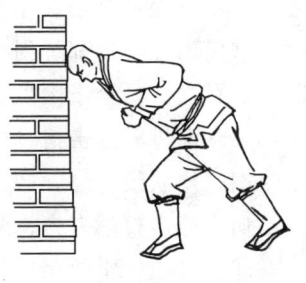

图5

当距土壁三尺,向前跃步以头碰壁不感痛时,改为练碰砖壁,每次碰10~15下,逐月增数。练至一次碰300下而不感头痛时,改为距三尺之外向壁跃步猛碰。仍然不痛时,此功告成。

凡有下列病症者禁练此功:
①脑痛者;②肝阳上亢者;③头上生疮者;④羊角风者;

⑤头发烧、颈发红者；⑥精神异常者；⑦年老体弱者。

第四节 铁 臂 功

（一）歌诀

少林真传铁臂功，锐意磨练持苦恒。
练成两臂硬如铁，寒暑不停练十冬。

（二）练法

①初练时在屋内栽圆滑木桩，用臂轻轻击之。要反正击之，左右臂交换练习，里外反正正击之，每一臂要练习击打四面，须使内外一周都练到。每日行数次，渐渐增加击打次数十次、数百次，乃至千次以上，由轻至重，逐渐用猛力击打。

②逐渐过渡为击树。由于树干粗糙，凹凸不平，初击时与之摩擦，皮肤最容易肿痛，仍应按日练习。至两年之后，即可以不痛，越击打越有力，两臂也越坚硬。

③练过击树干两年后，再换成圆石柱，天天用两臂反正左右击打，苦苦修炼，朝朝拼搏，两臂轮换交替击打石柱。

④击过圆石柱以后，再渐渐换成有棱角的石柱，左右两臂交替轮换击打，按法周转击之。每天练习由数十次至几百次，至千次以后，仍继练习，锐意拼搏。

⑤至单臂一挥把圆石柱打断时，仍然按法击打棱角石柱，每天击打不停。

⑥至单臂击断有棱角的石柱时，仍然不可间断，继续击打之。此时两臂似铁石之坚，用以击人时，重则筋断骨折。如遇

刀剑棍棒，单臂一挥，也能把其摧折。就是赤手空拳，也不至于败阵。

(三) 功法略解

①铁臂功是少林寺七十二艺中硬功外壮之功法，完全属于阳刚之劲，是专门练习臂部的功法。

②少林拳谱云："臂乃全身之门户，宜闭不宜开，开则身法松懈涣散，敌人即可揭掀，更可挑架，从而对我之身无利，则难以保护。宜以气应之，臂力使向上，则气吸向上；臂力使向下，则气要降下。臂力若开，则随身法迅速相转，切不可使孤行为要。"拳谚曰，"运之于肩臂，意气劲贯通"，"拧腰顺肩，急旋臂"，着重强调臂在少林武术身手功法中起着重要的作用。拳谱曰："手臂本是两扇门，对阵全靠腿打人。"

③少林武术技击中，经常用臂部的桡骨和尺骨侧边作进攻和防守用，如由里向外的格臂、由上向前的压臂、由上向下的沉臂、由下向上的架臂、由外向里的勾臂、抓拿敌人的里旋臂和旋臂、由下向前的顶臂等。与对方手臂互相攻防时的技法称为抢手。抢手的方法是你架我即占，你占我即保，你保我即夺，你夺我即拆，你拆我即换，你换我即搭，你搭我即过，你过我即抽，你抽我即缠，你缠我即抹，你抹我即栽，你栽我即撑，你撑我即架。往返循环，变化多端，势如海水，滔滔不绝。少林武术对于人身之两臂，无论是进攻或者是防守，都要保持住一定的幅度、弯曲和距离，即保留一定的活动余地，以利于技击实战中手法的迅速变换。

④铁臂功锻炼的实际部位有：肩背（三角肌、冈下肌等）、上臂（肱二肌、肱三头肌等）、前臂（肱桡肌、桡侧腕屈肌、掌长肌、尺侧腕伸肌等）、肘（肘肌）及腕部（肌腱）等。练

习铁臂功，可以使臂部粗壮有力，肌肉坚硬，骨骼结实坚硬如铁，韧带灵活坚韧，对外界适应能力强，而且还可在练习中，逐渐增强手臂部肌肉在力量硬度对抗时的劲力感觉。也可以增加上肢肌肉的爆发力，使手臂在运动过程中以及技击应用时坚实而不滞，刚硬而不僵，迅疾灵敏，运用自如。内练一口气，外练筋骨皮，达到挥臂断钢柱的练功目的，从而在攻防实战中发出巨大的威力。

⑤对于练习此功的基本要点，少林拳谱有言，此种功夫，见效极速，并且练法也简便易行，成功也很容易，两年可见初步成效，五年已可大成，若十年苦练功可臻绝境。

⑥练习此功，必须持之以恒，不可间断，更不可忽热忽冷。要按时用洗药，使皮肉筋骨少受损伤，促进血液循环。要以学而不倦、练而不厌的精神从始到终。

第五节　铁扫帚功

（一）歌诀

扫帚功夫威力显，黄风卷地一溜烟。
两腿坚硬如铁棍，扫中敌人筋骨断。

（二）练法

①练习铁扫帚功，每天先站马步桩势（图6）。站至力尽时，略散步，待力量恢复时，再继续依法站桩。初练时间不要过长，以后慢慢延长时间，至马步桩站到两个半小时仍然不觉疲劳时，则第一步功夫已成功。因为练习马步站桩式，是以练

三盘稳固、五体坚定为主的,练习日久时,两腿坚实有力,非寻常之人可比。

②在经常走的路上埋栽木桩,或者距离略远处埋栽数根,用腿横扫木桩,先用前扫腿扫木桩(图7)。

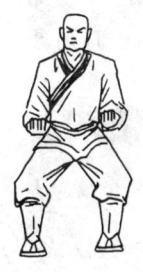
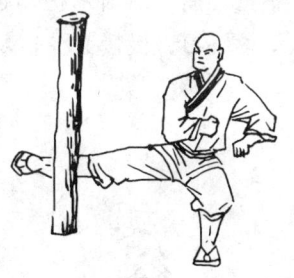

图6　　　　　　　　　图7

③按上法经久练习不可间断,再用后扫腿扫击木桩(图8)。两腿的四周都要练习,只有前、后、里、外四面都横扫木桩,才能练习得坚韧有力,若有一处不到,则软弱无力,不能应敌,所以要均衡练习。至于练习一条腿的功夫,或者练习两条腿的功夫,可由个人视情况任意选择。

④练至日久功深时,用前扫腿横扫木桩,腿到而桩即断

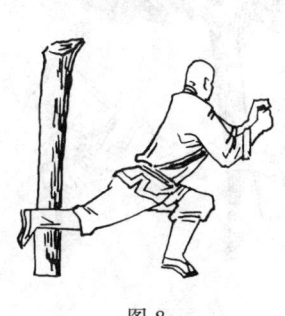
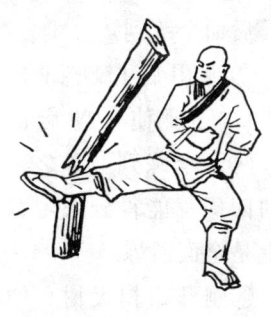

图8　　　　　　　　　图9

(图9)。

⑤继续练习不断进步,用后扫腿扫打木桩,木桩当即折断(图10),此第二步功夫业已成功。每见木桩扫击数次,初习时筋肉红肿疼痛,但要坚持磨练,日久年长时,就可坚肌肉强筋骨,不觉疼痛。渐渐木桩动摇,终久被打断。再栽粗木桩,按上法继续练习,慢慢又被打断,如再打细木桩时则可立断。

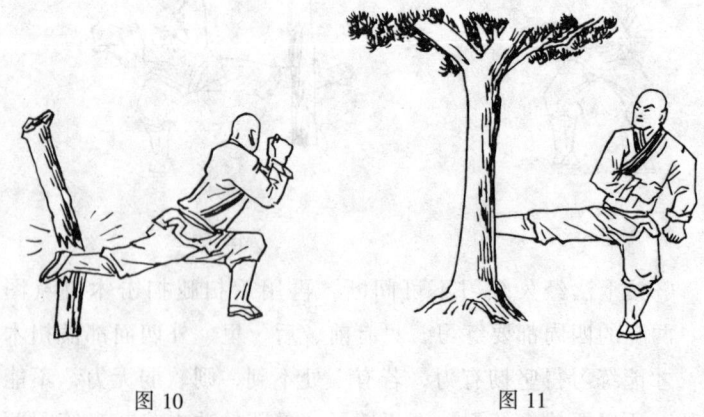

图10　　　　　　　　图11

⑥打过木桩后,再用腿打大树,先用前扫腿横扫大树(图11)。要使腿前面、里面、外面、后面全练到。

⑦再用后扫腿扫击大树(图12)。要使小腿后面、外面、两面全练到。总之,要使腿的四周都能得到练习,才称得上是全面锻炼。

⑧刚开始扫大树,如蝼蚁登泰山,蜻蜓撼石柱,见功很

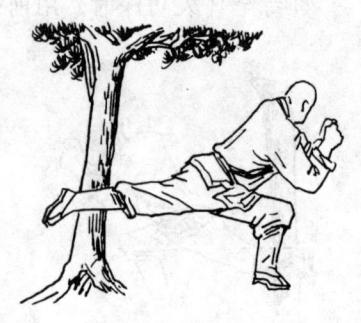

图12

慢。四至五年后，用前扫腿扫击大树，腿扫到时，则枝头弱叶，即可被震动，继而树干受到震撼。至腿功到炉火纯青时，扫腿到处，树则摇摇欲倒，渐可叶落干枯。

⑨用后腿扫击大树，经日久时，则腿扫击到树身，树则摇摇欲倒，渐渐干落枯叶而死，此时腿上功夫则告成功。

(三) 功法略解

①少林铁扫帚功法，是少林七十二艺中硬功外壮法，纯属阳刚之劲，为专供练习两腿部的重要功法。

②少林拳谱云："腿者，支撑身体，载一身之重量，使身静如山岳，收盘安稳之效。动似江河，无丝毫迟滞之余。举止镇静而不乱，动作平稳而不摇，气不上浮，故无上重下轻之弊，足不虚蹈，即少有腿颤之患。"初学武术者，因腿部无功，以致如木之无根，身若风摇，自有随动而倒之现象。精于武术者则不然，每姿势，其根在脚，发于腿，主宰于腰，行于手指，遂能得机得势。故练腿之法，乃为当务之急。又云，管脚之力得法，说明腿亦有功。宜悬而缩，宜活而硬。要寻腰藏阴而带曲尺样，这就是所谓的下紧密。拳谚"手是两扇门，全凭腿打人""打拳不溜腿，必是冒失鬼""三分用拳，七分用腿""若用脚打人，全凭连环腿"等等，均说明了腿（腿法）的威力及在少林拳中所起的重要作用和地位。故此歌诀曰："前腿要弓，后腿要蹬。弓步如弓，蹬步如钉，弓钉相合，力蓄其中。静像山岳，稳盘固重，千钧大力，牵我不动。"

③少林拳在技击中首先要明确五要，即手、眼、身、法、步五法。而腿法所重要的是指脚尖、脚跟、脚掌、脚内侧、脚外侧、小腿内侧、小腿外侧等部。在攻防实战中，腿脚的威力是特别大的，比手臂之力大三至五倍，并且容易隐蔽，使对手不易觉察。

还可对人身上、中、下三盘部位进攻，上边可踢头与胸、背部，中间可踢腰与腹、阴部，下边可踢膝盖和小腿部。腿法一旦使出，其灵活多变，踢中就可挫败对方。所以少林拳术着重讲究腿法的练习。巧妙有力的腿法，自可应战有力。

④少林拳术中的腿法有很多种，但以弹、蹬、踹、点、铲、缠、拐、错、勾、踢等腿法为主，有里合、外摆、后撩、倒踢、前扫、盘踢之分，还可结合腾空跳跃的劲力，施飞脚、摆莲、箭弹、踢蹬、侧踹、扣踢、旋踢、旋子、旋风脚、空翻等常用腿法，均可上下前后左右相互使用。如果平时不加强练习腿法，在实战应用时，就会有速度慢、软弱无力的现象。就是踢出腿以后，支撑腿力如软弱不稳固，不能迅速收回踢出之腿，最易被敌抄腿摔倒。所以，练少林拳首先要练习好腿法，方可见成效。

⑤对于腿的练法，第一要先注意压腿、踢腿等，勤柔膝盖，增加关节韧带的柔韧性和灵活性。第二要坚持苦练，不怕痛苦，加练铁扫帚功、拍木桩功、踢沙袋、勾扫树木等功法，使腿法具有很大的力度、速度和坚硬度，才能充分发挥腿的技击威力，制服顽敌。

⑥练腿注意事项：练习腿法时，虽然是持之以恒苦练，但也要巧练，不能拼命蛮干。如果过于急躁，急于求成，则有时出现韧带拉伤、关节扭伤等毛病，很难恢复，影响功法练习的进展，不仅不进步，反而会造成退步。此外，练过以后，要慢慢放松，不可突然坐卧，这样会造成韧带僵硬，失去灵活性。拳谚曰："练多不如练少，练少不如练好，练苦不如练巧，练巧不如练妙。"表明用脑揣摩钻研之重要。拳谱云："练武先练心，练心先练身，心动全身动，身动气血临。"练铁扫帚功夫，也要用心练才能见成效。

⑦练习此腿功至坚实后，可用于扫击强敌和拂击敌人武

械。力量用在小腿上，如被群敌围困，以腿横扫之，群敌腿部受击则筋折，当即解围。

第六节 金刚脚功

（一）歌诀

两脚踢起快如风，上下翻飞力无穷。
单踢砂袋两百斤，脚踢暴客无影踪。

（二）练法

①先用布做成袋，内装细砂，由每个10斤开始，两腿交替踢起。

②再把砂袋加重10斤，共重20斤，仍然能顺利踢起。

③经过精心苦练，日增力气，再增加砂的重量，砂袋可加至40斤，两腿练至能顺利交替踢起。

④又经过一段苦练，砂袋的重量增到80斤，两腿仍然可以轮换踢起，运用自如。

⑤天天苦练，月月增加袋的重量，砂袋加至160斤重，还是两腿踢起自如。

⑥逐渐练习，至砂袋增至200斤仍能踢起时，功夫告成。练此功前后要经10年至15年的时间，辛苦万分，千万不可中途停辍，否则将后退不前。

（三）功法略解

①腿踢功是少林七十二艺中外功的硬功外壮法，纯属阳刚

之劲功。

②少林腿踢功法在少林拳击散打中，也是一种必须学习的重要功夫。拳谱云"南拳北腿，各有特色"，说明南方的拳术着重用拳进攻，北方的武术即指嵩山少林寺的武术讲究用腿为进攻对手的有力武器。北方重用腿是因腿长力大，既有进攻能力，又可远处踢人，反、正、左、右、前、后都可随时踢击对方。拳谱云，"宁挨十捶，不挨一腿""十捶打不伤，一腿命无常""发出连环腿，击敌如灰"，都是说腿在实战中的重要性和威力。

③在少林武术技击实战中，要想使腿法应用灵便，必须练习腿踢功法。只有持恒苦练，昼夜用功，才能使腿部肌肉坚实，筋壮骨硬，应用到实战上也能踢击快速有力，踏地稳固，为战胜对方打下基础。否则即使会踢腿，也是无力，速度也迟慢，支撑腿也踏立不稳，易失去良机。

④练习腿功夫的要点：要循序渐进，不可操之过急。砂袋由轻而重，逐日增力，月月增重，不可增加过猛，否则不但功效难成，还会伤损筋骨，甚至致伤内脏。按前人所秘传功法练习，则万无一失。功成后，如与敌交手，踢中即飞出数丈，轻者疼痛红肿，重者伤筋断骨，甚至丧命。

第七节　铜砂掌功（竹叶手）

（一）歌诀

　　　　　铜砂掌法似利刃，朝夕擦搓铁砂包。
　　　　　拍擦旋搓功法成，掌削歹徒命难逃。

（二）练法

①用粗布双层，缝成二尺至三尺见方的布袋，里边装入铁砂杂以尖锐的铁片。初练时每袋装铁砂 40 斤，用坚木或高树为架，高达二尺开外，用铁索或粗绳系住铁砂袋，悬吊于木架上。练功者立于架侧边，骑马或者弓步站式举掌拍击之（图13）。因内里的铁片尖锐，铁砂又粗糙，最容易擦伤皮肤，应不怕吃苦。开始时每击拍一下，砂袋微微荡动，以后渐渐荡远，由寸许加至尺余，以至能荡出一丈远至两丈开外。在铁砂袋来回之时，可用掌在旁边拦之，勿使砂袋荡向外侧。待砂袋着掌时，则用力向前搓擦，使铁砂袋在面前灵活旋转（图14）。旋转稳定以后，再用掌拍击向外，荡回时再按上法搓擦。练到不觉费力气的时候，即可增加袋内铁砂重量。

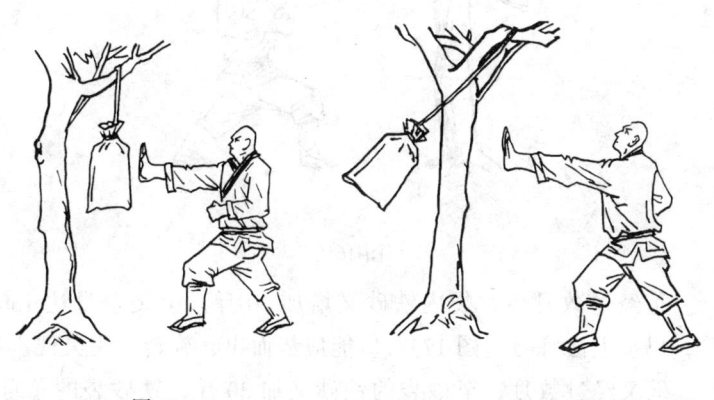

图 13　　　　　　　　图 14

②铁砂袋的砂子增加 30 斤到每袋重达 70 斤时，仍然按上法练习（图15）。练习数月以后，铁砂可再加 30 斤。

③到铁砂袋重量达 100 斤时，仍然按上法拍击搓擦，继续

苦练（图16），逐日修炼，月月增加铁砂。

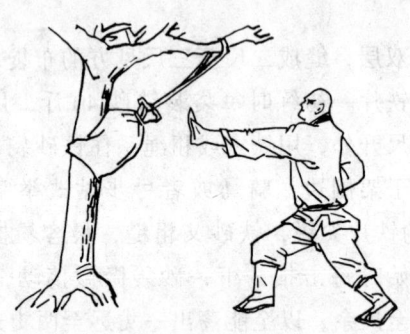

图15

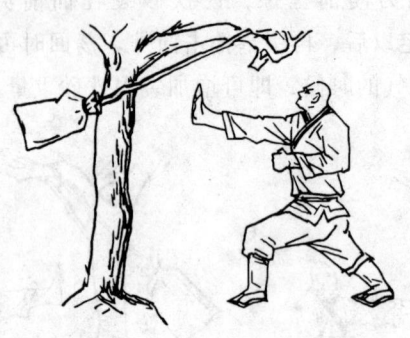

图16

④经过数月后，袋内铁砂又增加30斤，全袋重量达130斤，仍按上法练习（图17）。应能应势而出，旋转运用灵便。

⑤又经过数月，至砂袋的铁砂又加30斤，铁砂袋的总重量达到160斤时，仍按上法拍出荡回，搓擦旋转，回环自如，不费力气（图18）。

⑥直至逐日苦练，力量增大，月月加大砂袋的分量，增长到袋重190斤的时候，能随手将其拍出两丈以外，任意接拦旋

转搓擦，并可旋转圆化，拍成甩开半月形仍然不费力时，功夫便大告全成。前后约费 8 年功夫，以后仍要继续坚持，不可停止，停则不进而后退。

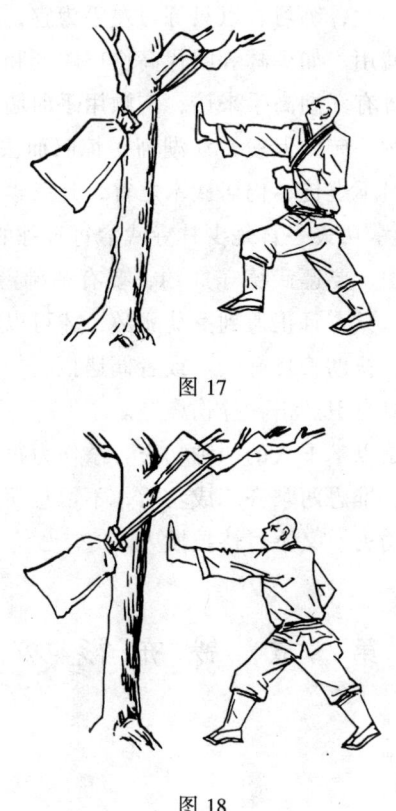

图 17

图 18

（三）功法略解

①铜砂掌功法是少林七十二艺中硬功外壮的功法，属阳刚之劲路，又名钢砂掌、竹叶手。专练两掌部的功夫，是杀手之功夫。

②铜砂掌功法在少林拳术技击中，起着重要作用。功夫练成后，触物物即毁，触人人即伤，虽不如阴拳功夫和一指禅等阴功的杀伤力强，但一抵触之间则有伤亡的危险。它与朱砂掌等功用相同，因此，练习者以只练习左手为宜，若是两手全成功，定要慎重使用。如少林寺明代高僧广顺老和尚苦练铜砂掌四十余年，一日有江湖高手来访，广顺用手向墙上一击，墙壁当时出了个深洞，砖头俱粉。江湖高手惊叹而去，并曰："少林寺功夫真是名不虚传，仍居武术之首，是武学之渊源，令人敬佩矣。"铜砂掌功夫一直是少林寺武僧每日练的重要功法。

③练此功法，要遵武德守戒约，要有禅佛慈为怀的善念，不可轻易出手。只有真正遇到歹徒恶敌，才可以出手制服，为百姓惩罚坏人，扶助善良好人。或者偶遇拦路劫夺的盗贼威胁生命时，才可以自卫还击，挫伤盗贼。

④此掌功是以掌击人的一种功夫，杀伤力很强，最好是练习左掌一只手。惟恐两掌齐练成功后，不留意而伤人。要求练习者既要练好功夫，又不可恃技欺人。

第八节　铁布衫功

(一) 歌诀

铁布衫法是苦功，木槌击打铁槌楞。
练得通身坚如石，不怕棍棒和利锋。

(二) 练法

①先用软布条捆好胸、背，多围几周，扎结实（图19），

第八章 少林硬气功

然后用手着力擦摩。

②马步站稳,前臂屈肘,内收,架于两肩外侧,又做伸屈收回,不断屈伸,做胸部开合状,最后收于两肩外侧(图20)。

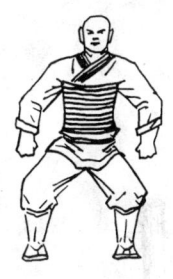

图 19

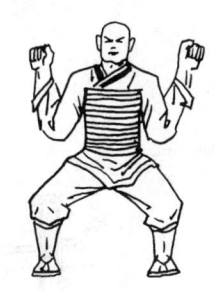

图 20

③马步站稳,两臂向两侧伸直,向外涨力,屈回再伸开(图21)。

④到夜间可用木板为床(榻),使骨骼与坚硬的物体相接触,日久天长,渐渐骨骼、肌肉便练习得结实坚硬(图22)。初练时痛苦,习之即久就不疼痛了。

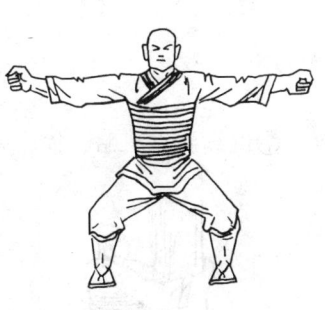

图 21

⑤然后在院立铁杠,下挖浅坑一个,铺上尺多厚的细沙,每日早晨,握铁杠练习各种不同姿势,如上杠盘折、撑臂等(图23)。

⑥放下铁杠子,在木桩上盘、抱、搂、打击、踢碰等(图24)。

157

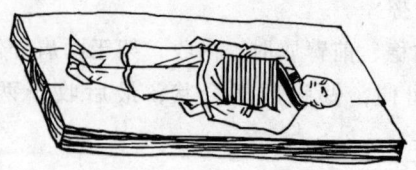

图 22

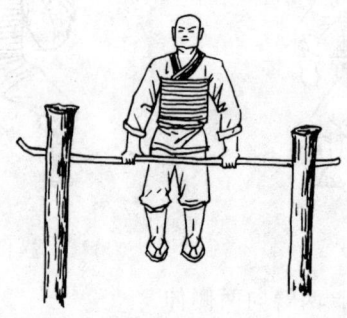

图 23

⑦继续施靠、贴、挨、外抱、腿盘等练法（图25）。

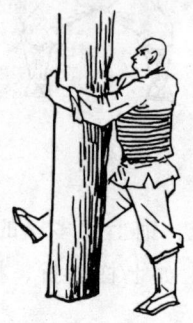 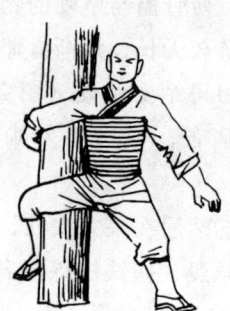

图 24　　　　　　　　图 25

⑧睡在沙里，仰卧练习（图26）。

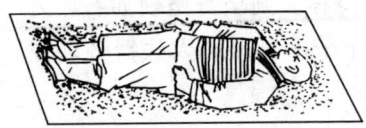

图 26

⑨睡在沙里俯式练习（图27）。肩、胸、腹、臀部可以向沙中跌扑，使上身各部都接触沙。练习五年后，将缠绕的棉布条去掉。

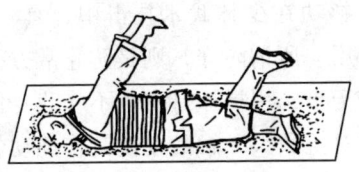

图 27

⑩去掉棉布条以后，可以用木槌捶打身体，初击疼痛，时间久了就不痛了，要连续练习（图28）。

⑪木槌击打一段后，知道身上结实，再换铁捶击打身体（图29），并用气凝神练力以辅助之，则身体柔软如棉，铁布

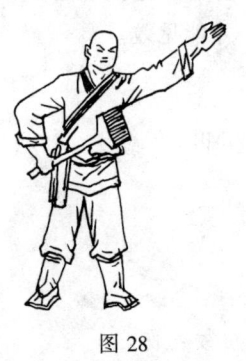

图 28

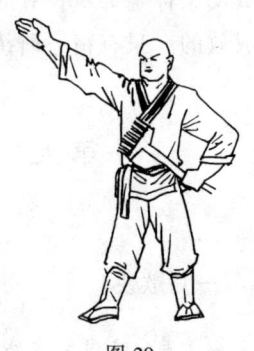

图 29

衫功即告成功。

⑫用铁刀砍身体，则全身坚硬如石，刀斧不能伤其身（图30）。但对大兵器必须谨避之。

（三）功法略解

①少林铁布衫功是少林七十二艺中的硬功外壮功法，属刚柔相济之功，是专供练习人身各部肌肉的重要功法。

②少林铁布衫功在少林武术技击中，具有防守和对抗作用。所谓防守，则是防止敌方损伤全身，敌想用拳脚踢打无济于事，用棍棒打击也不伤我身体，用刀砍也可避。如果我反攻对抗敌人，触敌则使其伤筋动骨，贴敌则致敌内伤，撞敌迫其倒地。少林寺僧人历代都有练习此功著名的，如唐代的灵隐、圆静，宋代的洪温、福湖，元代的智聚，明代的了真、悟广、广顺，清代的真珠、海润、湛可、湛化、寂亭等，都精此功法。

③对于练习铁布衫功的重要点，少林拳家有言在先：此功夫成功又称金钟罩，并非轻易可练成。没有一定的恒心是不会见成效的。只有精心研练，废寝忘食，才能见效。

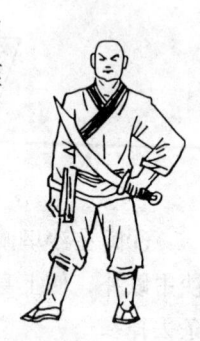

图30

第九节　一指金刚功

（一）歌诀

练成罗汉指金刚，点石成粉敌人伤。

游走八方切要忍，误伤朋友难参详。

（二）练法

①此一指金刚法，每日经过树林、树木，用指点之，以手之食指为好，向树上天天点，渐渐可以增加指力。点完后用药水洗手指。

②用食指点砖墙练习，天天用药水洗手指，35天换药一剂，切勿间断，更勿松懈。初练时，皮为之脱，肉为之肿，习练久之，则皮肤由粗变成柔软。

③指点青石板或石碑，用食指点，左右手可以交替练习。天天练习，练后要用药水洗手指。

④点铁板（将铁板靠贴于墙壁上），天天用两手食指交替点之，朝夕练习，练后用药水洗手指。

五年后，以一指触任何物体，都不觉痛，点人则立见伤亡。为了防止误伤好人，可仅习左手一指，不到万不得已时，千万不可轻易使此招。此功夫与一指禅阴手功夫有些大同小异，均需持之以恒，方入妙境。

（三）功法略解

①少林一指金刚法是少林七十二艺中硬功外壮功法，纯属于阳刚之劲。是专门练习指头功夫的功法。

②练习指劲可以屈，也可以伸，一定要气力达至指尖，才能达到运用自如，切勿强硬伸直，使用蛮横之力。待练至运用自有方时，对于其他技法都有辅助作用。拳谚有"指戳一点，拳打一片""拳没掌能，掌没指精""拳打足趾如虎爪，拳打手指如钢钉"等，都说明手指在少林武术中的重要作用和地位。因此拳谱歌曰：

"牙为骨梢，牙咬断筋狠劲足。

舌为肉梢，舌顶上腭接力气。

发为血梢，发竖气壮能冲冠。

指为筋梢，指力达处致人残。"

③指法在少林武术中主要以点、戳、截、挑、钻、探、弹、按、抓、挂、拿、撩、划等技法制敌。指的重要是击点人身的薄弱环节和紧要部位，如头部鼻、眼、耳门、脑门、太阳、听宫、咽喉、前胸、腹部、裆部、膝眼等处，用各种指法，如抓面部、插点鼻部、抠挖眼部等制敌。

④少林拳术称一指为金针指，二指并出为金刚剪指，三指并出为三阴指，四指并出为金铲指，食指出为鸭嘴指。如将手指内扣，即成"扣指"；如将手指张开，即成"爪"，包括鹰爪、虎爪、龙爪、鹤爪等。在少林武术中，手是发劲的主要工具，腕是运动的引导者，要想叫手灵活，必定先叫腕灵活。腕先活以后，手才能跟着灵活起来。经过练习一指金刚法不但手腕关节的灵活性增强，而且力度和硬度也大大进步，手指能发出强大的爪力、扣力、挑力、左右拨力、里外撩力和托力等。据传少林寺的大脚僧（又名大觉僧）精通此功法，用单指在平滑的青石碑上写下四个刀刻般的苍劲大字："少林大觉"。其功力可见奇异。又传妙兴大师也曾在平滑的石碑上用手指写下四个如刀刻般的大字"各有千秋"。可见少林高僧之真功辈出。

第十节 一指禅功

(一) 歌诀

    少林内功一指禅,苦恒修炼数十年。
    练成一指奇妙功,惩罚恶暴济孝贤。

(二) 练法

①将铁锤一个用绳系住把柄,悬吊在经常走过之道边,出入必然见之,见之则用一指点击,每日如此。

②初点时锤不动,日久渐渐锤摇动。

③然后渐渐向后移步,虽指尖未点到,铁锤也自行摇动。此第一步功夫已成。

④然后在广庭之中点燃灯烛,用指点之。

⑤经久练习,经一定时间的练习,渐渐灯动摇。

⑥指点灯头动摇,习之时间一久,用指一点,被点之灯立时扑灭,指功大增。如用指弹灯烛,其必自灭,仿佛用扇扇灭一般,此时第二步功夫成功。

⑦再用纸隔着灯头,用指点之,灯头摇摇欲动。

⑧用纸隔烛,用指点之,至纸不破而灯烛自灭,则第三步功夫已成。

⑨外边再罩厚纸,或者加多层隔着灯烛,用指点之,初点灯焰不动摇。

⑩继续练习,经久之后用指点之,则指点灯灭。然后再用玻璃片隔之,苦修苦练,至一点则灯烛熄灭而玻璃不损时,内

功一指禅即大功告成。成功后仍要继续练习，不可中断，停练则功退。一指禅功需十年苦修始可告成。

（三）功法略解

①少林一指禅功夫是少林七十二艺中的软功内壮法，纯属阴柔之劲，是专练人指头功夫的功法。

②一指禅功夫可以把力量集中于一指上，在技击实战中具有很大的威力，是少林功夫中重要的功法。以指点敌人，一般外部不受损伤，但是内部已受重创。轻点其某穴，也能使其流血，如点重则危急，只有推拿按摩后，才可以使血脉流动复原。此功的功力比红砂掌、黑砂掌、五毒手等功力更进一步，练成也更难。

③对于练习一指禅功的要点，少林拳谱有言：冰冻三尺，非一日之寒，须经数十年的锐意操勤，才可以练成。如少林子升禅师、秋月和尚等一指禅功极其精妙，他们都是经过长期修炼才成功的。

第十一节 铁砂掌功

（一）歌诀

铁砂掌功毒气发，药力深入肌肤加。
筋骨坚实成毒手，重击强敌染黄砂。

（二）练法

①用绿豆、花椒（研细粉）兑均匀后，装入袋内，平放在

方木墩上，马步站好，用反手掌向下击打布袋（图31）。打时用掌背反打，收回时屈肘变拳。两掌可以互相交替轮流击打，由轻到重，由少到多，逐渐练习三年后，每掌打三千至四千，两掌打六千至八千为度。

②用陈醋2500克，人中白5000克，白蜡5000克，拌和煎汤，每次煎三炷香，煎四次，用文火熬炼稍浓，倾入铁盒，以木棍捣成泥，再加入细铁砂，其数量与药泥相等，用布袋装好，放在方木墩上。用反掌打击，打时手心向上，收时屈肘变拳，两掌交替互换击打，再三年后，逐渐增至两掌每天击打一万掌为度。打时药物洗手，前后须用六年功夫。以后必须保持经常练习，千万不要停止不前。

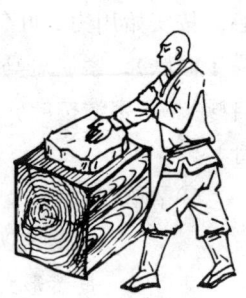

图31

（三）功法略解

①铁砂掌是少林七十二艺中硬功外壮法，属阳刚之劲。是专供练习人身掌部的功法，为少林寺武僧经常练习的重要功夫。

②少林铁砂掌在少林技击中起着重要作用。无论是收还是伸，均应有意识地放松，直至击出时突然伸直，使劲达掌心，即成实掌心。拳谱云："掌法先用其指点击咽喉，再平掌按下，宽掌心正至敌之心口，而后放全力向外吐出，但吐出时，须开声一喊，令敌人心层猝然一惊，则掌力正巧至妙处。此须精练始能为之；更不可轻易运用，以免坑害人矣。"技击动作发出前各关节的放松有利于关节的灵活和动作的变化，使掌部在用力向对方发出时劲力更大。这样发出的劲路，才能柔中有刚，刚中有柔，刚柔相济。因此拳诀云："气自丹田吐，全力注掌

心。按实始用力，吐气需开声。推以朝上起（掌力朝上，敌始易于倾跌），紧逼短马蹬（紧逼而后出掌得力，短马而后可以自顾）。三字沾按吐，都用小天星（小天星，即掌尺脉上之锐骨）。"

③拳谱曰：

北派多以柳叶掌，南派多以虎爪掌。

虽然形式各不相同，但是用力一致。

其一则掌指向外翻，力达于掌心。拳谚"气贯掌心，劲达四梢"，"拳从心发，劲由掌发"，"腿打七分手打三，全仗两掌布机关"等，都说明拳法在少林武术中的作用和地位。因此讲："手的变化，决策于腕。掌根锐骨，即为腕劲。灵龙活泼，刚柔蓄稳。擒拿点打，无不应顺。掌腕合窍，方能制人。腕滞力拙，徒劳费神。"说明掌和腕的重要性。必须互相协助，方为妙。

④少林功夫中的铁砂掌，是用铁砂和药物配合而操练的，练至掌部坚硬如铁，臂长力增，重伤对方皮肉筋骨，功力深者可以碎砖断石。经过练习铁砂掌功夫，可使掌部锻炼处表皮增厚，筋骨及表皮组织对外界环境的适应能力大大提高，腕、指关节灵活，肌肉韧带的力量增长，强劲有力。这在少林武术技击实战中，能有较明显的接触感觉，经过锻炼对于培养出武术劲力，及如何运用发挥，都有重要作用。

⑤练习铁砂功夫的要点：此功主要练习掌法，且要注意练气、运气、调气，以收内壮之功效。所谓钢砂掌、铁手飞砂、黑虎手等秘技即此功也。练此功还须切记：必须提前备熬一盆功毕洗手汤（药方见后），即把拟定方药倒入砂锅内煎熬30~40分钟，取汁倒盆内，再加凉开水适量洗手，洗后浸泡15分钟，晾干即可收功。

第九章

少林寺练气功秘方

少林寺众僧在长期演练气功的实践中创制了有效的药方，由于疗效可靠，效果显著，故称"秘方"。本章仅从已故永祥和尚生前（1927年）在少林寺藏经阁复抄的"少林寺伤科秘方集锦"中摘选出与气功有关的六十五方。但就今天而言，因时代不同、气候改变和人之体质之差异，其效果很难估计，还需要诸师和读者在实践中验证。

特别需要指出，列出以下诸方的目的，是供专业人士参考。读者不要自行配方服用，否则容易出现危险。切记！

第一节 练气功综合药方

一、安神理气补脑方

茯神三钱，益智仁三钱，珍珠（豆腐制）一钱，脑砂（水飞）一钱，琥珀（研细）二钱，辰砂（水飞）二钱，木香五分，以上七味药共研细分装瓶备用，每日三次，每次六厘，用黄酒一两送下。

二、调和气机方

广木香五分,乌药一钱,陈皮一钱半,小茴香五分,麝香二厘,藏红花一钱,以上六味药取水酒各半,煎煮成浓药汁,装入瓷瓶内密封,每取一厘药汁,加白开水搅匀服下。

三、练气功通用方

药方:象皮(切片) 制半夏 制川乌 制草乌 全当归 瓦松 皮硝 川椒 侧柏叶 透骨草 紫花 地丁 海盐 木瓜 红花各一两 鹰爪一对

制法:以上十五味药全部放入瓷瓶内,加水八斤、陈醋六斤、白酒四两,然后密封,每日振摇一次,十五日即成。

用法:练功时每取药汁四两半,倒入盆内,加清水二斤,搅匀,把两手放入盆内浸泡半个时辰,甩干,即可练功。

按:此方是少林寺著名武僧贞俊大和尚练气功(铁砂掌)五十多年的验方。

四、练功舒筋方

药方:当归三钱 红花三钱 赤芍三钱 舒筋草三钱 木瓜三钱 川牛膝三钱 防风二钱 木香 陈皮各一钱 白芷二钱 马钱子(油炸去毛)二钱 小茴香五分

制法:以上十二味药共研细粉,用黄米粉打糊制丸,阴干,如梧桐籽大,装瓶备用。

服法:成人每日二次,每次一钱半内服,用黄酒一两冲下。

功能：该药有活血、散瘀、调达三气（宗气、元气、卫气）、舒筋利节、散滞解郁等功效，主要可以用于练功前调理全身气血，壮筋强骨柔筋，宜利发劲，免遭损伤。

五、练气助功酒

药方：石兰花　淫羊藿　阳起石　补骨脂　三七　人参海马　碎蛇各五钱　白芍　桃仁　枸杞　金樱子　菟丝子　杜仲各四钱　青皮二钱　沉香一钱

制法：以上十六味药置于瓷罐内，加入上等白酒一斤二两、清泉水二斤，用黄泥封固，每天振摇一次，一百日后倒出药渣，取其药酒汁，再将药渣砸烂，用白布包绞汁合并，装入瓷瓶内备用。

用法：练功前每服一两。

功能：调和气血，强筋壮骨，适于练一切武术功夫前服用。

六、练功畅通气血散

药方：当归　陈皮　木香　蒌仁　甘草各一钱　生地　熟地　白术　黄蓍各二钱　山药五钱　小茴香五分　沉香二分

制法、用法：以上十二味药共研细粉，装瓶备用，每次练功前内服二钱至三钱。

按：此方是经德禅方丈几十年临床实践证明确实有良好疗效的经验方。

七、少林运气丹

药方：广木香　海缩砂　全瓜蒌　降香　人参　三七　黄蓍　熟地　小茴香　甘草各一钱　灵芝草　红花　益智仁　陈皮　柏子仁各二钱　全当归五钱

制法、用法：以上十六味药共研细粉，用陈醋调成糊状，再制丸如绿豆大，阴干备用。成人每次练功前内服二至三钱，用黄酒送下。

按：此方是德禅和尚的经验方，实践证明有明显的理气作用。

八、收功敛益散

药方：沉香　嫩橘皮　红花各二钱　降香一钱　枳壳（炒）一钱　当归三钱　桃仁一钱

制法、用法：将以上七味药共研成细粉，装入瓶内备用。成人每练功后内服三分至一钱。

按：此方是清代少林寺湛举方丈的验方，对于调理全身之宗气，特别对收功后的体力恢复，都有良好的效果。

第二节　各种功法秘方

一、洗臂秘方

红花一钱，枳壳一钱八分，牛膝二钱，五加皮一钱八分，杜仲一钱八分，青皮一钱三分，草乌一钱，清水四斤，煎汤。每练功前用药水洗两臂，然后再练功。每洗后药汤药渣不要倒掉，下次练习前，再温热烫洗，如水少可以添水煎煮。用七天后，倒掉药渣，换新药。

二、排打功内壮方

乳香二钱八分，无名异二钱八分，自然铜二钱，制番木鳖二钱，朱砂二钱，杜仲六钱八分，五加皮一两一钱八分，棉花根二两，胡椒二两一钱八分，牛膝五钱，木瓜四钱，川芎三钱，猴骨（醋炙）一两，共研成细末备用。在每天晚上练功前，用好酒冲服药粉五分六厘，然后再喝开水半碗，开始排打。有壮体固气、坚肌肤、壮筋骨、循环气血等功效，有助于加速功法进步。

三、铁扫帚秘方（强筋壮骨丸）

无名异（制）五钱，自然铜（制）五钱，木鳖子（菜油浸炒）五钱，苏木五钱，地龙五钱，当归（酒浸）五钱，没药五钱，乳香（制）五钱，牛膝三钱三分，以上诸药共研细末，炼蜜为丸，如眼珠大。练功前服一丸，用温开水冲服。有强筋健骨、壮肌肉和柔韧带的功用，并有止痛消肿去毒之效果。

四、少林洗足汤

川乌一两，草乌一两，南星一两，蛇床子一两，半夏一两，百部一两，花椒一两，狼毒一两，藜芦一两，透骨草一两，地骨皮一两，龙骨一两，海牙一两，紫苑一两，地丁一两，硫磺二两，青盐四两，以上药物用醋五碗、清水五碗浸泡，然后煎至七碗。每日练功以后用药汤洗两足，用十日后，另换一副再煎。有消毒退肿的功能和舒筋活力的作用。

五、腿踢功药方（洗腿练功汤）

川乌一两，草乌一两，南星一两，鸡血藤一两，蛇床子一两，半夏一两，百部一两，花椒一两，狼毒一两，透骨草一两，地骨皮一两，龙骨一两，海牙一两，紫苑一两，地丁一两，硫磺一两，丝瓜络一两三钱三分，青盐四两，以上药物以醋六碗、清水六碗浸泡煎汤，煎至九碗。每天练功以后，用药水温洗腿部。每剂药可连续用十五天，到期另换新药，再煎再洗。此药有消毒退肿、舒筋活络和坚肌健骨的效用。

六、铜砂掌练功浴洗秘方

川乌一钱，草乌一钱，天南星一钱，蛇床子一钱，半夏一钱，百部一钱，花椒一两，透骨草一两，藜芦一两，龙骨一两，海牙一两，地骨皮一两，紫苑一两，地丁一两，青盐四两，硫磺一两，刘寄奴二两，秦艽蒂一钱，乳香六钱八分，没药六钱八分，勾藤三钱三分，化石四钱三分，以上药物加醋六大碗、清水六大碗，共煎至九碗。练功前洗两手。洗手时先将药水放于炉火上烧至微温，将手放入，至药水极热时把手取出。药剂可连续用三十六天。功能：舒筋活血，壮骨坚肌，清毒止痛退肿，加速功夫进展。

七、练功洗手指脚趾药方

川乌一钱,草乌一钱,南星一钱,蛇床子一钱,半夏一钱,百部一钱,花椒一两,狼毒一两,透骨草一两,藜芦一两,龙骨一两,地骨皮一两,紫苑一两,青盐四两,刘寄奴二两,地丁一两,丝瓜络一两三钱三分,鸡血藤一两,以上药物用醋六碗、清水六碗共煎,至九碗为度。在练功前用温热药汤浸洗手指和足趾。每剂药可连续用二十天。

功效:去毒气,消肿,止疼痛,坚肌肉,壮筋骨,舒筋活血,促进功夫的加速进展。

八、练功洗指秘方

羌活一两,蔓荆子一两,荆芥一两,老桂木二钱八分,丁香二钱八分,白芷三钱三分,川芎一两,细辛二钱,防风一两,鸡血藤六钱八分,红花二钱,乳香五钱三分,以上药物共研细末。每次用药末六钱八分,加盐一匙,连须葱白头五个煎汤。练前练后都要用药汤洗手指尖和手指。一次用药末六钱八分,可以用一天半,共洗六遍。每剂药可分成十一次使用,可洗三十三遍,共十六天半。

九、练铁布衫功洗浴方

番木鳖、自然铜、无名异、乳香各三钱,朱砂二钱,杜仲六钱,猴骨(醋炙)一两,五加皮一两,棉花根、胡椒各二两,共研细末,用好酒冲服。练功前服用,每次五分,有强筋壮骨、坚实皮肉之功效。

十、健壮全身筋骨消疾方

乳香、没药、威灵仙、木瓜、红花、川乌、草乌、虎骨、当归、秦艽、大麯、赤芍、牛膝、骨碎补、续断、延胡索、紫石英各二钱,地荔子、落得打各一钱,桑寄生八分,丝瓜络二钱,以上二十一味药,用水煎汤,洗手、洗两臂,擦洗两腿。要在练习后先摩擦再洗,洗后切忌风吹。

十一、上罐功洗手方

川乌、草乌、乳香、没药、钱脚威灵仙、木瓜、西红花、川当归、虎骨、秦艽、六麯、牛膝、赤芍、骨碎补、延胡索、紫石英、鸡血藤、勾藤、丝瓜络各二钱,地荔子、落得打各一两,以上二十一味药,用醋六碗、水六碗煎至八碗,每日练功以后先擦后洗。用三次后可以加醋和水,再煎再用。一剂药可煎用七遍,用二十一次,顶多可煎十遍。水用不了不要扔掉,可用三十次。

十二、少林洗大臂汤方

荆芥二钱,防风二钱,透骨草五钱,虎骨一钱,独活二两一钱八分,桔梗二钱,祁艾二钱,川椒二钱,赤芍五钱,一枝蒿五钱,乳香二钱,没药二钱,以上十二味药粉,用水煎汤洗,能清毒去肿、活血散瘀、止痛。每天练功后洗臂。一剂药可煎水用十五天,如果水少了再增添新水煎熬,不要扔掉药渣，下次再温热洗臂，至半月后扔去药渣，再换新药。此药可加速长功，防止损伤，增加力气。

十三、少林洗小臂汤方

防风、荆芥、丝瓜络、透骨草、独活、桔梗、川椒、祁艾、乳香、没药各二钱，虎骨一钱，赤芍、鸡血藤、一枝蒿各五钱，以上十四味药为一剂，用水煎成汤洗。洗后不要扔掉，下次再温热洗，洗后要避凉风，至二十天后，扔去药渣，再另换新药。

十四、练功内壮方

当归（酒洗）四两，鱼胶四两，虎骨四两，灵枸杞（酥）四两，川断四两，补骨脂四两（盐水炒），菟丝子四两，炒蒺藜一两，蟹黄八两（炒），以上众药研细末炼蜜为丸，每服一钱半，练功前用黄酒冲服。功能：强壮筋骨，增力补气。

十五、功前浴洗全身方

乳香二两，草麝香一两，鸡巨子、爬山虎、淮牛膝各二两，麻黄、瓦松、槐花、金樱子、白石榴皮、葱子、菟丝花、蓖麻子、地骨皮、没药、马鞭草、自然铜、蛇床子、桂枝、生半夏、覆盆子各二两，虎骨一两六钱八分，黄芪、核桃皮、槐树条、还魂草、过山龙、车前子、穿山甲、柴胡、南星各三两，五加皮、皮硝、勾藤、生草乌、川乌、水仙草、八仙花、白藓皮、虎骨草、闹杨花、落得打、象皮、大力根、五龙草、海风藤、梧桐花各四两，藏红花六两，青盐八两，鹰瓜一对，款冬花四斤，木爪四斤，白凤仙二十一个，老丝瓜络两个，以上药加陈醋二十斤、水二十斤煎浓，贮于磁缸。练功以前把肘臂放在药水里浸泡片刻，练功后再洗一次。严禁内服。一剂药可用数月。功效：增加练功速度和力量，强壮筋骨，止痛消肿。

十六、练一指金刚妙方

川乌一钱，草乌一钱，南星一钱，蛇床子一钱，半夏一钱，百部一钱，花椒一钱，狼毒一两，透骨草一两，藜芦一两，龙骨一两，地骨皮一两，紫苑一两，青盐四两，刘寄奴二两，地丁一两，鸡血藤一两，丝瓜络一两六钱八分，以上诸药用醋五碗，煎七碗贮于瓷盆内，留洗手时用。每剂药可以连续用三十五天。每次练功前以药水洗手指（严禁内服）。

十七、拔钉功洗指方

地骨皮一两，乳香五钱，草乌三钱三分，青盐一两三钱三分，以上诸药放水中浸泡后煎汤。在练习前后洗浸手指，有消毒退肿的作用。

十八、少林桩功秘方

酒洗全当归四两，酒洗川牛膝四两，鱼胶四两，虎骨四两（醋炙），枸杞四两，补骨脂四两（盐水炒），续断四两，菟丝子四两，炒蒺藜一两，蟹黄八两（炒），乳香一两，以上诸药共研细末，炼蜜为丸，如梧子大。在练功前用黄酒冲服，每服十五丸，喝开水半碗，以助内壮。功能：有壮筋强骨之用，又有舒筋活血、调合气血之效，更使功法加速进展。是练功之秘传妙方。

十九、金钟罩功浴洗秘方

老桂木一钱，丁香二钱，荆芥一两，蔓荆子一两，川芎三钱，小茴香三钱，防风一两，细辛三钱，羌活一两，乳香三钱，没药三钱，甘草三钱，以上诸药物共研细末。每药末一两，加盐六钱八分、连须葱白五个，煎汤洗锤击之处及摔跌之点。洗时须温热，不限次数，多洗为妙。功能：有去毒退肿、壮筋续骨之力，可加速功法的长进速度。

二十、练铁牛功药方

桂皮一钱八分，丁香二钱，荆芥一两，蔓荆子一两，川芎一两，防风一两，白芷三钱三分，细辛二钱八分，羌活一两，甘草三钱三分，乳香三钱三分，鸡血藤六钱八分，丝瓜络五钱，杜仲五钱，以上诸药共研细末。每用药末一两，加盐六钱八分、连须葱白五个，煎水汤洗肚腹捶击之处。洗时要温热，次数不限，多洗效果更好。功能：坚肌肤，壮筋活络，舒通气血，强骨骼，加速练功的进步。

二十一、练功洗手秘方

川乌六钱八分，草乌六钱八分，红花三钱三分，桑寄生三钱三分，羌活五钱，乳香三钱三分，没药三钱三分，鸡血藤四钱，丝瓜络五钱，勾藤二钱八分，青盐二两六钱八分，以上药物放醋五碗、水五碗煎至七碗半，练功前温洗两掌，一剂药可连用二十天。

二十二、练气综合浴洗全身秘方

川乌一两，草乌一两，南星一两，蛇床子一两，半夏一两，百部一两，花椒一两，狼毒一两，藜芦一两，透骨草一两，地骨皮一两，海牙一两，紫苑一两，地丁一两，硫磺二两，乳香六钱八分，没药六钱八分，勾藤三钱三分，青盐四两，以上诸药用醋六碗、水六碗煎至九碗，每日练习后温汤洗手指、足趾，用半月后换药另煎。功能：消肿祛毒，舒筋活血，加速功法进展。

二十三、练掌切砖功洗方

地骨皮一两，透骨草一两，红花三钱三分，鸡血藤五钱，乳香五钱，甘草三钱三分，五加皮五钱，羌活五钱，青盐二两，以上诸药用水煎之。练功后洗手指和手腕、全掌等部，煎洗半月后，可以另换煎药。功能：消肿去毒，舒筋活血，加速练功。

二十四、练金龙手功洗方

川乌二钱，草乌二两，乳香二钱，没药二钱，灵仙二钱，木瓜二钱，红花二钱，当归二钱，虎骨二钱，秦艽二钱，神曲二钱，赤芍二钱，牛膝二钱，申姜二钱，延胡索二钱，紫石英二两，地荔子一两，落得打一两，丝瓜络六钱八分，以上诸药用醋六碗、水六碗煎成九碗。每日练功后，先摩擦后洗，用三次后再添少量醋和水，再煎再洗手（禁内服）。如此一剂药物，可以连用半月至二十天。功能：消毒退肿，舒筋活血，强壮骨骼，加速功法的进展。

二十五、练推山功洗手药方

红花一钱，枳壳一钱八分，牛膝二两，五加皮一钱八分，杜仲一钱八分，青皮一钱八分，乳香一钱八分，以上诸药加水煎洗手，每日功后温洗两掌和掌腕部。十日后另换新药，再煎再洗。有舒筋活血、壮筋强骨、增加功力之效。

二十六、练腿功洗药方

川乌一两，草乌一两，南星一两，蛇床子一两，半夏一两，百部一两，花椒一两，狼毒一两，藜芦一两，透骨草一两，地骨皮一两，五加皮一两，紫苑一两，地丁一两，龙骨一两，海牙一两，硫磺二两，乳香五钱，没药六钱八分，海风藤五钱，青盐四两三钱三分，以上药物，用醋六碗、水六碗，煎至九碗。每天练功后，温汤洗腿脚，用七日以后，再添醋水另煎再烫洗。一剂药用二十一天，再换新药。功效：可以帮助消肿去毒、舒筋活血、强壮骨骼，促进功法的进展。

二十七、练鹰爪功洗手秘方

川乌一钱，草乌二钱，乳香二钱，没药二钱，威灵仙二钱，木瓜二钱，红花二钱，当归二钱，虎骨二钱，秦艽二钱，

大 二钱，赤勺二钱，牛膝二钱，申姜二钱，延胡索二钱，紫石英二钱，地茄子一两，落得打一两，鸡血藤六钱八分，以上药物，用醋五碗半、清水五碗半，煎至八碗。每练功以后，先摩擦两手再洗手，用三次，再煎再洗，一剂药可以用十天，以后再换新药煎水。温洗可以去毒消肿，舒筋活力。

二十八、练掌功洗手秘方

川乌一钱，草乌一钱，天南星一钱，蛇床子一钱，半夏一钱，百部一钱，花椒一两，狼毒一两，透骨草一两，藜芦一两，龙骨一两，海牙一两，地骨皮一两，五加皮一两，紫苑一两，地丁一两，青盐四两，硫磺一两，刘寄奴二两，秦艽蒂一钱，乳香四钱，没药四钱，青风藤五钱，丝瓜络六钱，桑寄生四钱，以上诸药加好醋七碗、清水七碗煎成十碗。洗手时先将药水放炉火上温洗，再逐渐烫洗，至药火极热时取出手。有去毒消肿、舒筋活络、舒通气血、强壮骨骼之效（严禁内服）。

二十九、练金砂掌洗手方

地骨皮一两，乳香五钱，黄芪六钱八分，甘草六钱，青盐一两六钱八分，枝子五钱，以上药物，加清水煎汤，练功后温洗手掌和指部。用过七天后，再另换新药洗之。

功效：可以消毒去肿、强筋健骨，更可使功夫加速进展。

三十、练铁砂掌洗手秘方

胡蜂巢一个，葱姜三斤，柴胡五两，鹰爪一对，川乌四两，槐条四两，蓖麻子三两，桂枝三两，大力根四两，草麝香二两，自然铜二两，瓦花二两，五加皮四两，槐花二两，覆盆子二两，红花六两，金樱子二两，松节油三钱三分，车前子三两，巨藤子二两，马鞭草二两，蛇床子三两，梧桐花四两，白石榴皮二两，皮硝四两，穿山甲三两，核桃皮五两，五爪龙六钱八分，白凤仙花二十一个（共煎），菟丝子二两，青盐八两三钱三分，爬山虎三钱，还魂草二两，地骨皮二两，白藓皮四两，虎骨草四两，木瓜二十二个，过山龙四两，闹杨花五两，牛膝二两，虎骨三两，草乌八两，麻黄三两，黄芪四两，象皮四两，大浮萍二十二个，生半夏三两，乳香三两，水仙花头四两，南星三两，勾藤四两，杉萱皮八两三钱三分，菟丝子二两，款冬花五两，没药三两，甘草八两三钱三分，落得打三钱三分，八仙草三两，丝瓜络二两，以上诸药物，用好原醋二十斤和清水煎汤汁，倾入缸内，拍打一次以后，可洗手一次。铁砂掌虽称阳刚，实乃阴手，药力深入肌肤，如不以药方洗之，皮肤即会浮肿，甚至溃烂。洗手则无事，且皮肉筋骨坚实，而成毒功之手。

三十一、练飞行功秘方

川乌、草乌、红花、川黄、当归、续断、羌活、杜仲、乳香、没药、朱砂、自然铜、麻仁、五加皮、刘寄奴、茜草、血竭、牛膝、陈皮、碎补、破故纸、紫背天葵、地鳖虫、紫金丹，以上二十四味各五钱，共为细末，每服一钱，练前服用，黄酒送下。功效：舒筋活血，去毒消肿，强壮骨骼，加速功夫进展。

三十二、练四肢功秘方

舒筋树枝一两，鸡血藤一两，丝瓜络一两，乳香六钱，甘草六钱八分，川断六钱八分，青风藤六钱八分，丹参一两，赤芍五钱，桑寄生五钱，牛膝六钱八分，铁脚威灵仙六钱，木瓜六钱八分，苍术六钱八分，黄柏五钱，龙骨九钱三分，木香六钱八分，牡蛎六钱八分，桔梗六钱八分，寻骨风一钱八分，以上药物，共研极细末，炼蜜为丸，每丸重三钱。在练功前内服一丸，用黄酒或者白开水送服，再轻微活动后，可以开始练功。功效：可以舒筋活络、循环气血、强健骨骼，促进少林空手夺白刃功法的进展。

三十三、练五毒追风掌洗手方

华水虫一两，防风三钱，干姜一两，黑芝麻二钱，红花一钱，斑毛虫五两，矽砂五钱，归尾二钱，银花二钱，川连一钱，白蒺藜三钱，元参一钱，黄柏一钱，石灰八两，北细辛三钱，荆芥三钱，白术二钱，白藓皮三钱，侧柏叶一两，白信一钱，打屁虫五钱，阳起石二钱，红娘子五钱，小牙皂二钱，铁砂四钱，蜈蚣两条，指天椒八两，以上诸药（矽砂、石灰二味要放在钳内炒红以后放入），用水煎汤洗之，洗三日以后，再另煎水再洗，半月后再另换新药煎水再洗。有消肿去毒、舒筋活血、强壮骨骼之效。

三十四、练一线穿功洗腿方

用清水煎汤温洗腿部,趁热洗之,每次练功后洗一次,一剂药可煎洗五天,再另换新药。药方:地骨皮一两,鸡血藤三钱三分,丝瓜络五钱,乳香二钱,甘草三钱三分,食盐一两。

三十五、练足穿纵术洗腿方

乳香三钱三分,地骨皮六钱,黄芪五钱,甘草五钱,牛膝四钱,五加皮五钱,红花二钱八分,鸡血藤五钱,丝瓜络五钱,青皮一钱八分,海风藤三钱三分,元参一钱八分,用清水煎汤温洗腿部和背部、两臂部等带瓦的地方。功用:去毒气,防肿胀,舒筋活血,强壮骨骼,加速功法的进展。

三十六、练金铲指洗方

川乌一钱,草乌一钱,南星一钱,蛇床子一钱,半夏一钱,百部一钱,花椒一两,狼毒一两,透骨草一两,藜芦一两,龙骨一两,地骨皮一两,紫苑一两,青盐四两,乳香五钱,没药五钱,刘寄奴二两,地丁一两,鸡血藤六钱八分,以上药物,共研细末备用。每次用药末一两,再放醋半碗、水半碗,煎成多半碗为度,浸洗手指。练功前后各浸洗手指一次,每用一两药末煎成后,可以温洗手指八次,再另换药末,另煎洗手指。

三十七、练拈花功洗手方

羌活一两,荆芥一两,蔓荆子一两,桂枝二钱,丁香二钱,白芷三钱,川芎一两,细辛二钱,防风一两,乳香五钱,以上诸药,共研细末,每药末一两,加盐二钱、连须葱白头五个,煎汤温洗,练前练后各洗一次。有消肿去毒、舒筋活血、强骨之用。

三十八、练螳螂爪功洗手方

川乌一钱,草乌一钱,天南星一钱,蛇床子一钱,半夏一钱,百部一钱,花椒一两,狼毒一两,透骨草一两,藜芦一两,龙骨一两,海牙一两,地骨皮一两,紫苑一两,地丁一两,乳香一两,刘寄奴二两,硫磺一两,青盐四钱,秦艽蒂一钱,以上诸药粉,加醋六碗、水六碗,熬煎至九碗。先将药水放火上温热,再洗手。一剂药可用二十天。可以舒筋活血、强健骨骼、坚实皮肉肌肤,加速练功的速度。

三十九、练跑板功洗腿秘方

地骨皮六钱八分,乳香五钱,鸡血藤一两,海风藤六钱,青风藤五钱,丝瓜络一两,甘草五钱,五加皮五钱,艾叶一两,以上诸药粉,放水中浸泡煎汤,练功后温洗两小腿和脚,用十五天后,再换新药另煎洗。有消毒去肿、舒筋活血、强壮骨骼之作用,也可加速功夫进展。

四十、练闪战术洗方

川乌六钱，草乌六钱，乳香六钱，没药六钱，桑寄生五钱，羌活六钱八分，红花三钱三分，鸡血藤五钱，青风藤五钱，木瓜五钱，灵仙五钱，牛膝六钱，勾藤六钱，龙骨六钱八分，丝瓜络六钱八分，黄芪三钱三分，甘草五钱，牡蛎五钱，地骨皮五钱，五加皮五钱，以上诸药粉，用水煎，在练功后温洗手脚。每一剂药物用二十天后，再另换新药。洗过后药水不要丢掉，下次再温再洗，水少了，可以加水多煎几次。功效：舒筋活血，强壮骨骼，加速功法进展，坚实皮肉肌肤。

四十一、练金刀换掌功洗方

羌活一两，蔓荆子一两，荆芥一两，桂枝二钱，丁香二钱，白芷三钱，川芎一两，细辛二钱，防风一两，乳香六钱八分，以上诸药，共研细末。每药末一两，加盐一匙、连须葱白头六个，煎汤温洗，练功后温热洗手脚等处。每剂药物用二十天后，再换新药另煎另洗。有消毒去肿和舒筋活血、强健骨骼、坚实肌肤之效。

四十二、练轻身术洗方

川乌六钱八分，草乌六钱八分，桑寄生六钱八分，五加皮六钱八分，地骨皮六钱八分，桂皮五钱，乳香五钱，没药五钱，牛膝六钱八分，鸡血藤六钱八分，青风藤六钱八分，海风藤六钱八分，勾藤五钱，透骨草五钱，铁脚威灵仙六钱八分，红花三钱三分，黄芪五钱，续断五钱，丝瓜络六钱八分，松林皮六钱，槐树皮六钱，柳树皮六钱，杨树皮六钱，青盐三两三钱三分，以上诸药，放上清水浸泡煎药水，温洗脚部和小腿，要在练功后洗脚。每一剂药用二十天后，另换新药再煎再洗。功效：舒经络，坚肌肤和皮肉，壮骨骼，顺气血，加速功夫进展。

四十三、练铁膝功洗方

桂枝一钱，丁香二钱，荆芥九钱三分，蔓荆子一钱八分，防风五钱，乳香五钱，鸡血藤三钱三分，细辛二钱，羌活六钱八分，白芷二钱，艾叶二十个，丝瓜络三钱三分，以上药物，共研细末，每用药末一两，加食盐三钱、连须葱白头五个，煎汤洗膝盖。洗时须温热，不限次数，多洗更妙。一剂药可分成七次，每次药用两至三天，再换新药，共用十五天至二十天。都是用在练功之后，行完按摩术，再温洗膝盖。有坚肌肤、硬皮肉、舒经络、强筋骨、加速功夫进展之用，更有消肿、去毒、止痛之妙。

四十四、练陆地飞行术秘方

川乌五钱，草乌五钱，红花五钱，当归五钱，川黄莲五钱，川续断五钱，羌活五钱，杜仲五钱，乳香五钱，没药五钱，朱砂四钱八分，自然铜五钱，麻仁五钱，五加皮五钱，刘寄奴五钱，茜草五钱，血竭五钱，牛膝五钱，陈皮五钱，骨碎补五钱，破故纸五钱，紫背天葵五钱，土鳖虫五钱，紫金丹五钱，丝瓜络五钱，以上诸药，共研细末，每服五分，练功前用黄酒送服。功效：壮筋强骨，调合气血，消炎去毒，退肿止痛，加速练功进展。

四十五、练内气功壮身丸方

酒洗当归五两，酒洗川牛膝五两，鱼胶五两，豹骨一斤五两（酥炙前颈），枸杞五两，川续断五两，补骨脂五两（盐水炒），菟丝子五两，炒蒺藜一两三钱三分，蟹黄八两六钱八分（炒），远志一两六钱，牡蛎一两六钱八分，丽参五钱，黄芪六钱八分，以上诸药，共研成细末，炼蜜为丸，如梧桐子大小。每服三钱，在练功前用黄酒服下，再喝开水少半碗。功效：强壮筋骨，增力补气，舒经络，调合气血，加速功法的进展。

四十六、游水内壮丸方

肉桂六钱八分，红花三钱三分，党参三钱三分，香附三钱三分，五味子三钱三分，吴萸三钱三分，藿香三钱三分，川椒二钱八分，鸡血藤三钱三分，牛膝五钱，羌活三钱三分，防风三钱三分，苍术三钱三分，制川芎三钱三分，白芷三钱三分，甘草三钱三分，灵仙三钱三分，炮姜五分，以上诸药物，共研细末，打黄米面糊为丸，每次服三钱三分，在练水功前用白酒和开水服下。有壮筋骨、强经络、舒通气血之用，并有抗寒冷、温身体、免生冷疾之功效。是游水前服用的灵丹妙药，更有加速功夫长进之效果。

四十七、练点石功洗手方

川乌一钱，草乌一钱，南星一钱，蛇床子一钱，半夏一钱，百部一钱，花椒一两，狼毒一两，透骨草一两，藜芦一两，龙骨一两，地骨皮一两，紫苑一两，青盐四两三钱三分，刘寄奴二两，紫花地丁一两，乳香三钱三分，没药四钱，丝瓜络六钱八分，以上诸药物，用醋六碗、水七碗，煎至十碗为度，练功后温洗手指。一剂药物煎水天天温热后洗手指，如水用少了，可以再加醋和水再煎汤温洗。用至三十六小时，扔掉旧药渣，换新药再煎。

四十八、练琵琶功洗手方

荆芥二钱，防风二钱，透骨草五钱，虎骨一钱，独活二钱，桔梗二钱，祁艾三钱，川椒二钱，赤芍五钱，一枝蒿五钱，丝瓜络五钱，以上诸药物，煎汤洗，能消毒去肿，神效至极。一剂药可煎洗二十天，以后再去旧药渣，另换新药，再煎再洗。

四十九、练柔骨功秘方

鸡血藤六钱八分，红花三钱三分，丝瓜络六钱八分，乳香三钱三分，丽参三钱三分，灵仙五钱三分，牛膝五钱三分，川断三钱三分，苍术三钱三分，共为细末，打黄米糊为丸。每次练功前服二钱，白开水送服，有舒筋活络、强壮筋骨之用。

五十、练游墙术秘方

杞子一两三钱三分，通草一钱八分，灯草三钱三分，甘草一钱八分，以上诸药，共研成细末，炼蜜为丸，每丸重一钱。

每练功之前可以在口中含化一丸，然后练功。杞子、灯草可轻身，黄精可以敛气。

五十一、练布袋功秘方

何首乌一两，枸杞子一两，党参一两，远志肉一两，人中白三钱三分，甘草一两，熟地一两，鹿茸五钱，酸刺仁三钱三分，柏子仁五钱，杜仲三钱三分，云苓五钱，以上诸药研细末，炼蜜为丸，每丸八分。每天早晚练功时，提前服一丸，白开水服下。功效：加速功夫进展，聚精神，调合气血，延年益寿。

五十二、练蛤蟆功秘方

当归四两（酒洗），川牛膝四两（酒洗），鱼胶四两，虎骨四两，枸杞四两，断续四两，补骨脂四两（盐水炒），菟丝子四两，炒蒺藜一两，蟹黄八两（炒），丽参六钱八分，以上诸药共为细末，炼蜜为丸。每服三钱，练功前用黄酒服下，少喝开水。功效：强筋壮骨，增力补气，调合气血，舒通经络。

五十三、练千层纸功洗手方

川乌二钱，草乌二钱，乳香二钱，没药二钱，灵仙二钱，木瓜二钱，红花二钱，当归二钱，虎骨二钱，秦艽二钱，大麴二钱，赤芍二钱，牛膝二钱，申姜二钱（又名骨碎补），延胡索二钱，紫石英二钱，地荔子一钱，落得打一钱，丝瓜络二钱，以上诸药，煎水洗手。每次打完后洗洗手部，可以消肿去毒、舒经络、活气血、强筋骨、促进功夫进展。

五十四、练弹子拳洗手方

黑知母二钱，元参一钱，白术二钱，蜈蚣二条，红娘子五钱，白信三分，斑毛虫三钱，侧柏叶一两，黄柏一钱，白藓皮二钱，铁砂四钱，阳起石一钱，北细辛二钱，矽砂五钱，干姜一两，防风二钱，荆芥二钱，指天椒四两，小牙皂二钱，打屁虫二钱，石灰三两，华水虫八钱，红花一钱，白蒺藜二钱，当归尾二钱，金银花二钱，小川连一钱，以上诸药（石灰、铁砂二味须放在锅内炒红后加入），用清水十斤煎浓待用。练前手放入温汤洗之，取出甩干再练；练后两手互相摩擦，再放入温汤内良久后取出。每十三日换药一次。

五十五、练锁指功洗手方

地骨皮一两，青盐三两三钱三分，乳香一两，黄芪一两，甘草一两，红花三钱三分，丝瓜络一两，鸡血藤六钱八分，川乌六钱八分，草乌六钱八分，枝子五钱，以上诸药煎水洗手指，每次练功后即洗手指一次。每一剂药要用十五天，再另换新药。

五十六、练掌功内壮秘方（追风掌功）

党参一两，丽参一两，熟地一两六钱八分，黄芪一两，远志六钱八分，羌活五钱，虎骨三钱三分，补骨脂一两，枸杞子一两，何首乌一两，阿胶一两，菟丝子一两，川断五钱，川牛膝一两，木瓜一两，蟹黄一斤（炒），以上诸药，共研成细末，炼蜜为丸。练功之前每服三钱，用黄酒送下，喝开水五大口以助药力。功效：强筋壮骨，增力补气，舒通血液，增长功夫的进展和力度。

五十七、练功秘方（软玄功）

党参一两，丽参一两，人参一两，熟地二两六钱八分，生地一两六钱八分，黄芪一两，远志六钱八分，羌活五钱，豹骨三钱三分，补骨脂一两，枸杞子一两，何首乌一两，阿胶六钱八分，菟丝子一两，川断五钱，川牛膝六钱八分，木瓜一两，蟹黄十两（炒），鹿茸六钱，丝瓜络六钱八分，鸡血藤六钱八分，以上诸药共研成细末，炼蜜为丸。每次练功之前服三钱，用黄酒送服后，喝开水五至七口，以助练功进展。功效：壮筋骨，舒气血，活经络，坚五脏六腑、皮肉肌肤，加速功法的进展。